英國長銷經典

水晶能量療癒
萬用書

改善氣場 ✕ 緩解疼痛 ✕ 穩定身心
增加財富 ✕ 促進人緣
250種水晶礦石給你最完整的生活對策

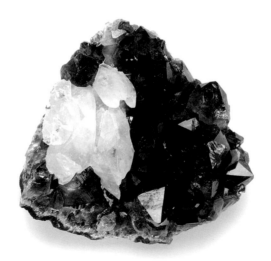

THE
CRYSTAL
HEALER
PHILIP PERMUTT

菲利浦‧普慕特 著　　梵妮莎 譯

各界推薦

在意識結構的各層次之間，純淨低干擾的頻率能量，可以藉由隱化／內化作用，來對應到明確的幾何結構，有利於貫穿多重意識層次的結構調校，產生顯著的功效。

本書提供了專業完整的水晶療癒實用指南，在閱讀時似乎感受到蘊藏著神祕的連結，相信對個人及從事心身靈整合工作者來說是一大福音。

　　──Amy逸美／意識結構研究會社團負責人

對於水晶，一直以來有著特殊的感情。本書完整介紹如何更廣泛地在生活中運用水晶，讓水晶與脈輪共振、調整健康的能量、與你有更好的連結。相信大家閱讀之後將有所感動──感動這宇宙的奧妙，大地的豐盛！這是一本值得推薦給喜愛水晶的朋友們的好書，也是一本我會放在店裡分享給水晶迷們的工具書！

　　──吳宙玲／水晶達人

臨床多年，常有來診的個案問我，是否有其他不用藥物的療法可以居家保健。我最常推薦的莫過於針灸、芳香療法、順勢療法、氣功、爬山、音樂療法及食療等，而這本書的出現，讓我又多了一個選擇：水晶寶石療法。

萬物具有能量，水晶寶石的能量在古今中外記載頗多，可是如何在眾多寶石裡挑選出適合自己的，又在何種時機使用，則是一門大學問。本書作者將常見的250種水晶寶石，詳細介紹它們的特色，並為日常生活中會遇到的身體及情緒問題，提供解決方案。在穿金戴銀之際，不妨拿個水晶寶石在手上，相信會有新的療癒體會。

　　──李泓斌／泓斌中醫診所院長、順勢療法醫師

水晶療法自古以來便是極為神祕卻有效的療癒方式，世界各地的療癒者透過各種水晶來為人們進行身心靈上的調整。這本書中收藏了250種常見礦石的療癒重點與提醒，以及從空間到個人的水晶能量使用要訣，有著獨到的見地。其中寫到各種不同的症狀可以用來緩解的水晶礦石，詳細的整理方便觀察對應，真是水晶使用者的一大福音。

　　──思逸Seer／荒人巫思手抄格主

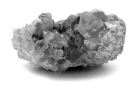

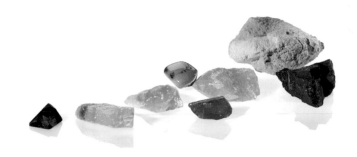

水晶，是人類與地球母親共同創造的產物，人類把需要被療癒的能量釋放到土地上，經過長時間後形成水晶礦石，因此當我們在生活中需要被療癒的時候，透過與水晶朋友一起工作，能支持我們並獲得各種療癒的能量。

本書提供了清晰的脈絡，簡易且生活化的步驟，讓你一步一步從認識水晶開始，到運用靈擺與直覺來挑選適合自己的水晶。不同的水晶有著不同的訊息及對應到的療癒層面，書中都有非常詳盡且系統化的介紹，值得大家收藏。

——陳盈君／左西人文空間創辦人

一提到水晶，就會讓人想到寶石療癒身心的磁場，這也是水晶令人著迷的地方。本書涵蓋250種常見水晶，詳細介紹能量特性和療癒性質，幫助我們找回平靜人生。不僅適合初學者入門，也適合有經驗的療癒師隨時參考。

——黃傑齊（花輪哥）／中華民國珠寶玉石鑑定所所長

與水晶礦石相遇，是很美好的事，它們以優雅獨特的姿態，陪伴我生活中不同時刻。需要靈感、心情沉滯、上台主持授課，甚至一個人旅行時，我喜歡選擇適合的水晶，微調身心狀態。

凝視色澤美麗、結構奇趣的水晶，內心常升起一陣歡快喜悅，有時則感受到全然的平靜。光想到自己與這些「靈性夥伴」存在於同一片浩瀚廣邈的宇宙時空，就足以感謝生命的奧妙！

閱讀《水晶能量療癒萬用書》，驚喜發現許多尚未認識的水晶種類。作者分享如何善用水晶，協助療癒生理、情緒、心靈各層面的人生挑戰，讓困境雲霧稍散，重新找回「心」方向。

無論你是否相信水晶的療癒力量，這本書有著助人助己的美善初衷，帶來閱讀當下的喜悅。歡迎帶著一顆好奇的心，打開感知，探索這奇妙繽紛的水晶世界。

——潘月琪／資深藝文主持人、口語表達訓練講師、TEDxSuzhou年會講者

在自然療法界中，水晶是歷史悠久、不可或缺的要角，不僅能單獨運用，也能與藥草、精油、花精等植物療癒互相搭配，發揮綜效、相得益彰。本書囊括生活中的水晶實用指南，介紹多達250水晶的療癒功效，列出超過250種疑難雜症的水晶處方。是初學者入門的第一本寶書，更是進階者查閱的良伴。推薦給對身心靈整體療癒有興趣的您！

——蔡桑妮（Sunny）／晶荷花精負責人

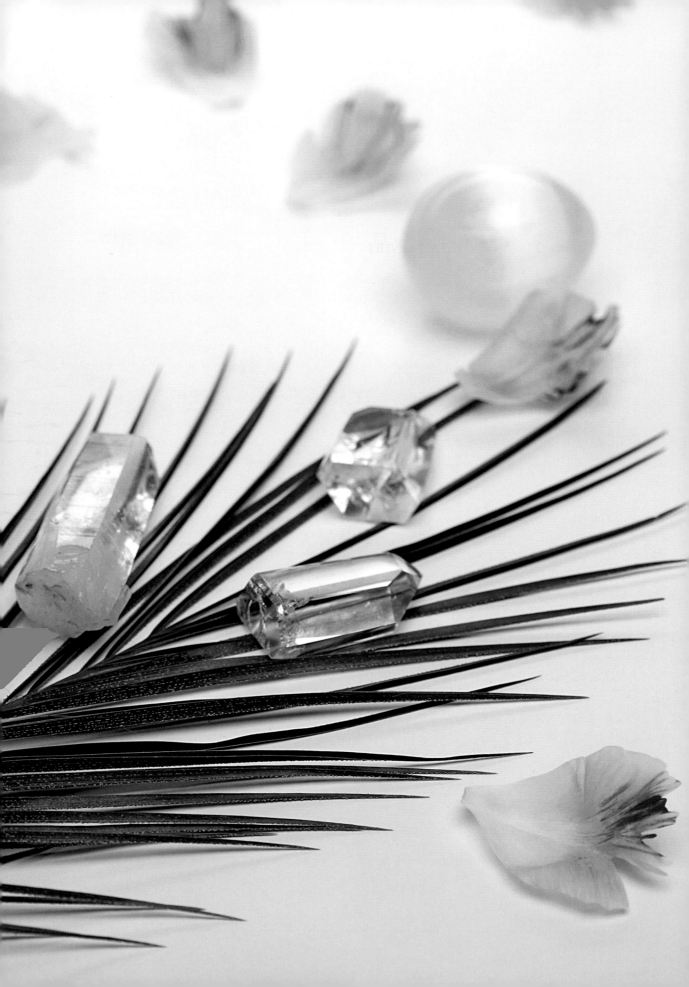

Contents

水晶概述

全球各地治療師及薩滿使用水晶的歷史已經超過數千年，可回溯至五千年前的中國傳統醫療典籍、印度阿育吠陀文本及聖經，內含超過兩百筆與水晶相關的資料，講述它們的能量及連結涵義。

水晶的蹤跡曾出現在世界各地不同的史前文化墓穴中，從中南美地區的奧爾梅克文明、到法老所統治的古埃及時代。希臘哲學家泰奧弗拉斯托斯（西元前372-287年）所撰寫的《論石》（Peri Lithon），已經成為現代寶石的科學分類基礎，他將已知的寶石依據來源、物理性質、能量和療癒性質分類。雖然現代科學領域仍重視文中關於寶石來源和物理性質的內容，但不知為何卻忽略了關於水晶能量和療癒性質的闡述。

如今，各地的人們不約而同興起了解水晶及其療癒性質的風潮，許多人覺得水晶的運作「感覺自然而然」，也有人說「我覺得這對我來說莫名地順手」。水晶的療癒力可說是無遠弗屆。

什麼是水晶？

水晶是礦物自然的結晶，在地球表面孕育而成。雖然水晶有不同的形狀、顏色和大小，但每種水晶都由非常精細的原子組成。

雖然水晶類型可能有很大的差異，但仍可以依據顏色、礦物質組合、結晶習性和硬度做區分。水晶硬度的公認測量標準，是由德國科學家腓特烈・莫斯所訂定的莫氏硬度，以礦物的相對硬度作為分級標準。

水晶是如何作用？

對於水晶的療癒效果有許多種解釋——神祕、魔法、科學和偽科學。直到近代，每個西方人（包含我在內）都曾試著給水晶的療癒效果一個物理解釋，但現在我們僅能理解，水晶是透過人體的能量系統

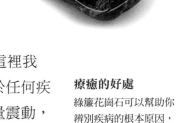

運作，而這指的是脈輪（參考第24頁）和氣場，而非物理的肉體，它藉由影響能量系統去影響身體的療癒狀態。歷史上可以找到許多使用水晶的成效記載，其中的科學和療癒能力一直是以觀察式證據的形式被闡述。

科學證據

如果沒有水晶，我們就不會有火箭、導航系統、登月小艇、火星探測器⋯⋯所以，水晶療癒真的是尖端科學！但在這裡我們先簡單帶過就好。時至今日，雖然科學還無法證明水晶對於任何疾病或病況下的直接效果，但現在已經可以證實水晶會造成能量震動，並且有壓電（piezoelectric）效應[1]和焦電（pyroelectric）效應[2]。當前也已證實水晶能保留熱力和電力，還可以集中微量能量。藉由特殊的性質，水晶可實際應用至許多產品上，從石英製手錶到雷射的發展，它還能用來儲存資料，像是最新的5D（five-dimensional）石英水晶資料儲存裝置。

療癒的好處

綠簾花崗石可以幫助你辨別疾病的根本原因，它也跟生育及活在當下相關。

還有什麼其他證據嗎？嗯，我們已知水晶會強化安慰劑效應（這是指某物因改變了腦中讓人「感覺變好」的化學物質，而出現治療效果，並非該物真的有療效）。這在許多治療過程中十分常見，甚至包含處方藥在內。最後，如果將法力定義為「此時此刻超過我們能理解範圍的東西」，用魔法解釋水晶的效果也有點道理的。

科學界一直持續針對水晶性質進行研究，近年來，針對石英水晶的研究發現了一些水晶治療師「一向深知」的結果：水晶會強化穿透它的光線頻率。關於暗物質和暗能量的新科學研究（這些研究領域最近才開始發展）以及量子力學（研究次原子運動和互動的物理學分支），將會持續為水晶的應用原理增添許多知識。

---

1. 壓電效應：介電質材料中一種機械能與電能互換的現象。
2. 焦電效應：利用熱釋電材料把外界的熱能轉換成電能。

水晶的震動

以下的簡單實驗可以讓你觀察到水晶如何傳遞微量能量。

1.將一個白水晶放置在距離你的掌心2～5公分的位置，將頂點對準你的手掌心。

2.讓水晶依照順時鐘方向畫小圈，你會在水晶前方或偏斜面直接看到一個光點。當你移動水晶時，這個光點會跟著在你的手掌上移動，愈是晶透的水晶就愈容易觀察。

現在試試看用第二種實驗，感受水晶的能量。

1.閉上你的眼睛站著，將你的雙手往前伸、手心向上。

2.請你的朋友將一個白水晶放置在距離你其中一隻手掌約 2～5 公分的位置，水晶的頂點朝向你的掌心，然後緩緩旋轉水晶。注意你其中一隻手掌是否出現不同的感覺。

雖然很難用言語形容能量，但無論你如何描述這種感覺都是可行的。你可以留心一些生理上的感覺，例如其中一隻手掌感覺比較溫暖、涼爽、沉重、輕盈、感到搔癢等。留意你內心的感受，有時候這些感覺是非常細微的。不管你選擇如何描述水晶能量都可以，那都是你獨有的感受。

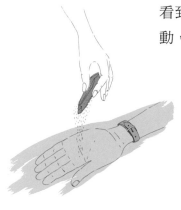

感覺能量

如果將一顆白水晶放置在距離你手掌幾公分的地方，你可能會感覺到水晶的存在，有可能是溫度的改變或其他不同的感受。

小提示：可以試著在進行以上實驗前大力甩手，或許能幫助你更容易感覺到細微能量。

水晶可以療癒什麼？

水晶是能量的通道，它可以集中、儲存、傳遞、轉化能量，以加強療癒和能量效果。

加速自然程序

水晶療癒與改變相關，包含如何與水晶一起增進你的生理和心理健康、情緒狀態、心靈成長。水晶並不會做出你或你的身體無法達成的事情，但它可以加速本來就會出現的結果。例如，紅玉髓（參考第39頁）對於一般感冒很有效，它的作用並非治癒感冒，而是加速症狀發生。紅玉髓的特質是會讓你的感冒症狀在大概12小時內惡化，因為

你的身體正在極速對抗病毒，過了這段時間你就會覺得好很多，不會像往常那樣拖拖拉拉地與咳嗽噴涕為伍三個星期。你的身體是有能力自行抵抗感冒的，紅玉髓只是加速整個過程。

幫助老化身體的修復

現在，讓我們想想人生不同階段的身體復原情況：當我們還年輕時，我們的身體可以甩開各種疾病，但隨著年紀增長，與疾病對抗成為一場奮戰。一旦進入老年，在年輕時可以輕鬆擺脫的疾病可能轉變為生命威脅。我們在面對疾病時之所以會隨著年齡增長愈來愈脆弱，是因為身體已經無法以夠快的速度修復自己，而水晶可以幫助身體提升自我修復的速度。

心理、情緒和心靈發展

在我們加速生理療癒的同時，水晶也可以加速心理健康、情緒釋放和心靈發展及覺醒的速度。所有水晶都可以為你加快腳步，特別是那些會吸引你的水晶（參考第12頁），效果更是加倍。

只要安靜地坐著、拿著一顆石英水晶，然後將你的心思集中在上面十分鐘，就可以將你的心思拉回中心，並幫助你靜心。水晶可以協助你開啟新的契機，而這就是你的生命中出現奇妙改變的開始。無論你正要開始與水晶的旅程，或正準備在人生旅途上踏出下一步，不妨大膽一試，享受水晶帶來的改變體驗。

直觀的療癒者
能深深吸引你的水晶，會反映出你渴望擁有的生活品質和價值。從上方順時針往下為：紅紋石（深粉紅色）、條紋螢石（綠色／紫色）、紫螢石、鳳凰石（藍色）、黃水晶（黃色）和粉晶（粉紅色）。

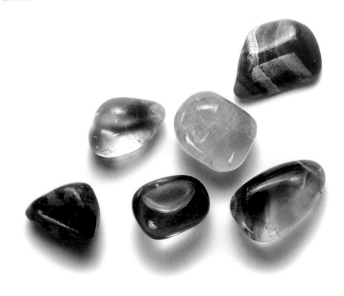

水晶的好處

水晶可以全方位提升你的狀態，減少或甚至去除疾病症狀（通常是慢性症狀），也可以加快你人生的改變速度，並讓你在落實生活型態時，更趨向能增進健康和復原狀況的選擇。依據我的經驗，每個使用水晶的人都會發覺自己的生活品質有進步，而依循整套療程的人可以在每個階段都感受到顯著變化。有時這可能是非常、非常快速的變化，幾乎是瞬間，但有時候會長達數週或數個月。

這種真實、貼近生活的水晶療癒作用可以證明它是真的有效。總有一天，將會有人研發出可以測量水晶能力的儀器，或創造出可以證明水晶存在療癒功能的試驗，但在此之前，水晶仍可說是一種神奇的工具，能在生理、情緒、心理和心靈等各層面提供協助。

與「寶石人」合作

在這本書中，我會用「使用」（work with）一詞而非利用（use），原因很簡單——水晶是「寶石人」，你愈常使用水晶，就會愈覺得自己如同在認識一個伴侶或朋友。當你們花愈久時間相處，就會愈了解對方，也更能以有效的方式一起合作。你不會「利用」人，如同你也不會這樣「利用」水晶。

隨著你跟水晶合作的時間拉長，或許會發現它們就像朋友一般，在你需要的時候拉你一把，成為讓你健康、開心時最美好的陪伴。它們是「寶石人」，而且就如同人與人的情誼，有些會是你生命的過客，但有些會是一輩子的朋友。

熟悉程度
與水晶長時間合作代表培養與它們的熟悉程度，可以強化它們的療癒效果。

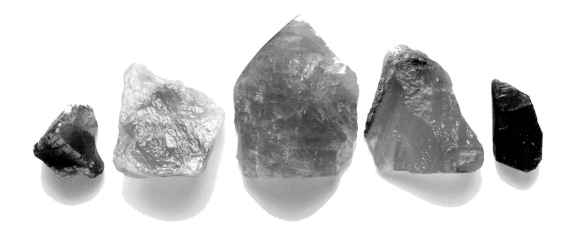

如何使用這本書

這本書源自於我自己十三年來與水晶合作的紀錄，這段旅程上我幾乎每天都在與水晶、顧客和學生互動。有些資訊是直接來自於客戶、課堂和學生，也有一些是來自古代研究和現代文獻，都是我盡可能在自己或自願的學生身上測試過的資訊。

最初的兩個章節會解釋水晶療癒的原則，檢視水晶可以如何轉移和放大能量。你將會了解如何使用水晶靈擺去探尋、連結你的直覺力，了解治療師是如何與水晶合作，配合身體的脈輪、能量中心，讓能量系統重新找到平衡，帶來療癒效果。

〈尋找水晶〉這個章節會提供非常簡單的方法，讓你了解你的水晶可以為你做什麼。我們常常會獲得我們不認識的水晶——可能是收到的寶石禮物，或是遺落在家裡某個角落的小寶石。我們需要了解的就只有它的形狀和顏色，這就是〈尋找水晶〉這個章節的安排。將你的水晶與書中的圖片和解說相比對，判斷你所擁有的寶石，然後發掘它足以平衡身心靈的迷人特質。

在〈水晶療法〉一章中，我們透過疾病去選擇適合用來療癒的水晶。這章分為四個小節：生理疾病、情緒疾病、靈性強化及生活強化。從偏頭痛到肌肉痠痛、從感冒到增進自信，你絕對能在此找到可以提供協助的水晶。文中會完整描述在每個狀況中應該如何與水晶合作，你可以發現，水晶療癒是既簡單、又能得到令人滿意的成效。

無論你是在人生道路的哪個階段，希望這本書可以協助你在每個轉折點都能往更健康、快樂、和諧的方向前進。

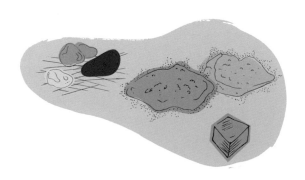

Chapter1
準備使用水晶

在開始與水晶合作前，你必須選擇適合你的水晶。學著去協調它們不同的能量，發展你的直覺力，透過靈擺探測讓你培養出信心（參考第14～15頁）。在這裡了解如何淨化你的水晶，並準備好一個空間，讓你可以開始療癒程序。

選擇水晶

你可以針對特定的問題或疾病（疾病的目錄，請參考第107～123頁）去選擇一個水晶，你也可以直接選擇吸引你的水晶。

吸引你的水晶

當你看著一整排的水晶時，一定會有一些特別引起你的注意。它們可能看起來很漂亮、閃亮或有趣，也有可能會讓你不想轉移視線。這些跡象都能幫助你挑選，有時候會是以有點奇怪但美好的方法出現。當你選擇了那顆吸引你的水晶後，就會發現，它必然是最適合幫助你或你親近的人的水晶。

有時候，水晶可能會有預知的效果，準備好協助你面對尚未發生的問題或事件。我第一次發現這件事，是在某次正為一名顧客尋找水晶的時候。一顆黃水晶選擇了這名顧客，我的直覺告訴我，這一定是與他的消化系統有關，但他極力否認，表示自己無論過去或現在都好好的。我堅持我的選擇，他也堅持他的想法，但他還是帶走了這顆水晶。幾天過後他打電話給我，告訴我他前一天意外地在外面吃了頓晚餐，結果除了他之外的用餐者都遇到食物中毒。那時他正帶著他的黃水晶！

無論你選擇水晶時的目的是什麼，它都會揭露你真正需要的東

西。我曾經因為不明原因受到一顆特殊石英吸引，我有很多石英水晶，有時候會將它們擱在一旁數天或數週，有時候還會長達兩年，但它們的目的總是隨著時間愈來愈明朗。往往是在事發之後，才會發現每顆水晶都有非常針對性的事件或人。因此，當你被某顆水晶吸引時，不用追問太多，相信自己就對了。當你做出決定後，就可以從〈尋找水晶〉（參考第32～103頁）一章中查詢該水晶的作用。

為別人選擇水晶

如果你是在為別人選擇水晶，挑選時要想著那個人或目的。同時，你也可以看著那個人的照片、拿著對方的私人物品、如咒語般重複誦念那個人的名字，或把那個人的名字寫在一張紙上。敞開心胸，水晶會選擇你，它們會呼喚、唱歌、跳舞、跳出櫃子，引起你的注意。

不吸引你的水晶

你可能會注意到自己特別不喜歡某些水晶，但這也非常有幫助。你會不喜歡它們，是因為它們觸碰到一些你覺得不舒服，或者想深埋在心底的事物。我曾看過有人突然掉淚，或是對水晶感到噁心不適。

你可能會發現在生活中不自覺想避免某些狀況，自己卻不知道原因為何。當你與不喜歡的水晶合作時，它們會幫助你把深埋起來的問題翻到檯面上。因此，你可能會哭泣、生氣，或是釋放被困住的情緒。過程會很辛苦，但要撐住，這情況不會維持太久的。在此之後，你會感覺好很多，甚至有被轉化的感覺，你不再繼續受困於深埋心中的問題而躲避某件事物。顧客和朋友之所以會被你吸引，是因為你這個人以及你的能量；同理，如果遇到相同或類似的水晶和問題持續出現，你也不需要太訝異。

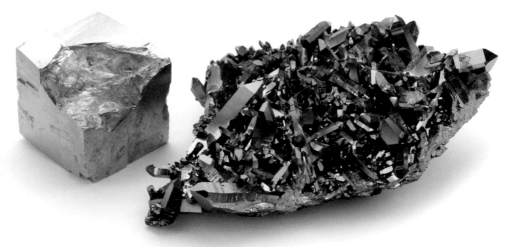

天然磁性
黃鐵礦（圖左）和鈦石英（圖右）或許看起來非常漂亮，但它們同時也擁有非常獨特的療癒力，這可能是你無意識被其吸引的原因。

選擇及使用靈擺

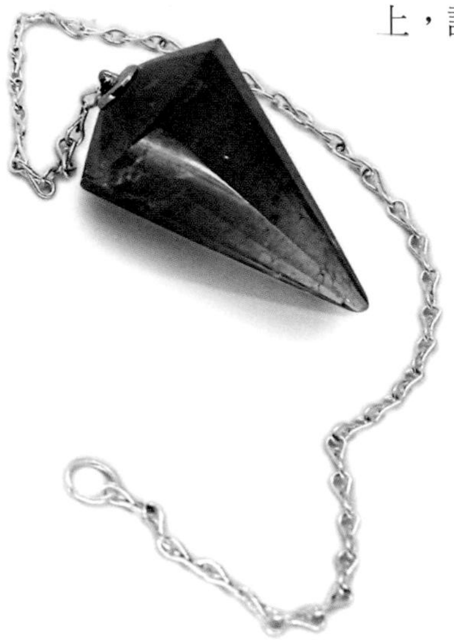

靈擺可以幫你選擇適合你的水晶，你只要把靈擺放在一顆水晶上，詢問靈擺這是否是對的選擇，然後觀察靈擺的移動。這稱為「探測」，是人類與生俱來的古老能力，甚至可能是最早的占卜術。人們從史前時代就已經使用探測的技巧，因為最早的文字紀錄就是把探測視為事實紀錄下來。

今日，探測已經被人們使用在多種領域。靈擺或其他探測工具可以回答任何你想詢問的問題，包羅萬象，從某個人的疾病到找尋暗藏的水源或油田。全世界的泉水和石油公司都在利用探測技巧。

水晶靈擺
常見的水晶靈擺包含粉晶、紫水晶（如上圖）和白水晶。

探測工具

你可以使用靈擺、水晶棒、叉狀樹枝來探測，其中靈擺最方便且容易隨身攜帶。靈擺就是一條繩子或鏈子上繫著一塊金屬或水晶，如果你剛開始接觸探測，選擇水晶靈擺會比較容易，因為它們會放大能量。

選擇適合的靈擺

你只要站在一列靈擺前，選擇第一眼注意到的那個就是了，做決定的時候不要想太多。然後，詢問靈擺它適不適合你。持續這樣做，直到找到回答「是」的靈擺。

向你的靈擺問問題

如果要使用靈擺，請用手握住靈擺然後問一個簡單、你知道答案是「是」的問題。例如，如果你是女性，可以問：「我是女的嗎？」靈擺會開始移動；然後，詢問相反的問題，靈擺應該會出現不一樣的移動。你就可以判斷你的靈擺是怎樣表達「是」和「不是」，接著就可以詢問你想問的問題了。如果要問你的靈擺這顆水晶是否適合你，請將靈擺放到一顆水晶上，一次只能一顆，然後問：「我需要這顆水晶嗎？」就是這麼簡單。

如同所有的靈性工具，靈擺會照著你對待它的方式回應你。如果你很認真，靈擺就會給你正確的答案。（然而，請注意你問問題的用字遣詞。）如果你把靈擺當成遊戲，或是一直重複問一樣的問題，靈擺就會順著你的態度、給予不真誠的回應。靈擺只在當下有用，如果一個情境下牽扯太多人，也會較難獲得正確答案。例如，如果你把靈擺懸在一顆水晶上，然後問：「我是否需要這顆水晶？」答案會百分之百正確，代表你這個當下會需要這顆水晶。如果你真的問了你和你的二十個朋友在這一年內會做什麼，你的靈擺也會試著告訴你，你們這一年內會做什麼。

如何與靈擺合作

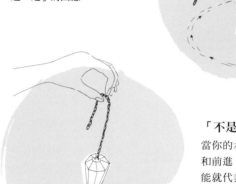

「是」的反應
有些人會發現他們的靈擺會以順時針方向的移動（見右圖），給予問題「是」的回應。

「不是」的反應
當你的水晶反覆地倒退和前進（見左圖），可能就代表這個問題的答案為「不是」。不過，水晶對每個人的回應都是獨特的。

靈擺是如何運作的？

在你的內心有一個深層的空間，有些人稱之為靈魂，它會連接所有事物，這個「內在」了解所有事情，這是千真萬確的。它知道接下來會是雨天或晴天，知道你新認識的人是否值得信任，也知道你需要哪些水晶。當你詢問靈擺一個問題時，它會開始動作，你的手臂也會，但你並不是故意移動它，即便你試著停下它也是徒勞。如果你觀察一個正在使用靈擺的人，他的手臂也同時在移動，這是因為你聰慧的內在正透過手臂的肌肉告訴你答案。靈擺就是用這個方式，將你的內在認知以外在實際行為表達出來。

清潔水晶

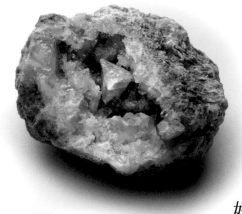

晶洞清潔法
你可以把小型的水晶
放在晶洞中淨化。

有很多需要清潔水晶的理由。當你使用水晶時，不管是你或其他人，水晶都會從你、他人或環境吸收能量。外觀上，它可能會佈滿灰塵而且黯淡無光。你會明顯看出何時需要清潔水晶——當它們失去光澤、亮度降低、甚至褪色的時候。當水晶需要清潔時，摸起來可能會感覺黏黏的。

好的能量與壞的能量

水晶會自然地蒐集所在環境的能量，任何傳統的清潔水晶方法，無論是日曬法或是活水淨化（看看兩個方法是如此相反），都可以移除被水晶吸收的多餘能量，這些能量都是當下不需要的。

我們常常想定義能量的好壞，但這兩者其實沒有分別：能量就是能量，無可評斷。美國原住民用黑曜石裝飾用來獵殺的箭頭，同時療癒師也會建議把黑曜石放在肚子上以減緩腹痛；古希臘人用美麗的白水晶球去防止傷口感染，但如果把白水晶球直接放在太陽下，同樣的能量可以將你的房子燒毀。因此，不用擔憂你的水晶是否天生帶有好或壞的能量，它們有的就是「能量」本身，而淨化水晶可以建立能量、讓它們準備好開始療癒工作。

清除灰塵

灰塵可能會在水晶上堆積，而灰塵的靜電電荷會影響水晶的特殊能量特質。相較於淨化過的水晶，滿是灰塵的水晶其使用效能較低，同時灰塵還會阻擋光線，減少水晶可以集中的光子數量。如果要清除灰塵，可以用一枝軟毛刷輕輕地刷，化妝刷具或小型畫筆都是很理想的選擇。定期清除灰塵，避免出現堆積。

清潔的方法

你可以把水晶放在一個裝有水和一點點溫和清潔劑的碗裡，然後在水流下輕輕擦拭，使水晶恢復明亮。讓你的水晶自然風乾，或用軟布輕拍即可。

這裡列出其他清潔水晶的傳統方法，如果你的水晶會溶於水，就不要選擇需要使用水的清潔方式。

- 活水：握著水晶，在流動的水中停留數分鐘。如果最近很頻繁使用，或已經有段時間沒有清潔這顆水晶，則可能需要停留久一點的時間。

- 陽光：將水晶放在陽光下，你也可以在水洗水晶後將它們放在太陽下曬乾。請注意，白水晶（尤其是水晶球）會集中太陽的輻射能，可能會引起火苗。

特別留意，無論時間長短，都不可在無人注意的狀況下把石英類水晶放在陽光下，也不要在周遭放置易燃物品。

- 月光：將水晶放在月光下，滿月或新月的日子特別適合。

- 煙燻：讓焚燒乳香、檀香或鼠尾草的煙圍繞你的水晶，你也可以用整捆的香草束來進行（香草束是一小捆香草，可以透過燃燒進行淨化儀式）。

- 土壤：將你的水晶埋在土裡一到兩個禮拜，或一到兩個月亮週期。在滿月的日子埋起來，並在新月的日子取出。

- 水晶淨化：將水晶放在紫水晶床、石英晶簇或是晶洞中。

- 聲音：利用誦念、擊鼓或西藏頌缽、碰鈴（Tingshaw）祛除水晶中不需要的震動。

- 呼吸或光：將水晶暴露在你的呼吸或光線下，你也可以在水晶上練習靈氣。

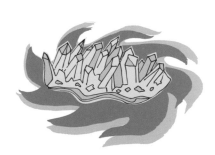

清潔方法
透過乾淨的活水（上）、香草束的煙（左）或將水晶放置在自然陽光下（下）淨化水晶。請勿讓白水晶或水晶球放在陽光直射的地方，無論時間長短，都可能會引起火災。

準備專屬空間

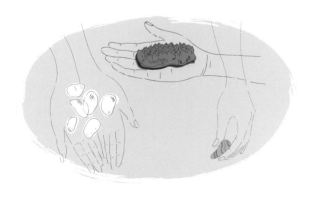

　　為使用水晶準備一個理想空間是一件既有用又有趣的事情。在你的家中創造一個受到庇護、神聖的空間，可以讓你與水晶的合作帶著特別、有意義且具有儀式性的感受。你可以找一個獨立的空間，或在一個大的房間裡找一個區域作為固定的水晶空間。或是，你也可以在需要時建立這個空間，然後在使用結束後收拾起來。

水晶放置

　　花點時間準備你的空間，從清空在這個空間或區域內不需要的東西開始。把對你來說很重要的事情列成一張清單，然後選擇各自代表的水晶，你會自然地發現你在某件事情上需要比較大的水晶，另一件事情反而是需要比較小的水晶。將水晶放在這個空間中你覺得適合的位置──記得，這是屬於你自己的空間！選一些令人放鬆的音樂，點起幾根蠟燭，然後安靜地坐下一段時間，這個特殊的空間就是為你而存在。

專屬特殊空間的水晶

　　這裡有一些適合擺在專屬於你獨有空間的水晶：

- **紫水晶**：非常放鬆和平靜，但非常有靈性能量。
- **黃水晶**：帶來有趣、快樂和喜悅。
- **橄欖石**：可以清除情緒阻礙，並引領釋放你生命中不想要的事物和狀況。很適合空間淨化，或給你動力去清理舊有、不想要的所有物。
- **白水晶**：將能量帶進空間。
- **粉晶**：讓愛流動。
- **紅鋅礦**：可以創造一個療癒環境，適合放在任何類型的治療空間。

你愈常與同一顆水晶合作以達到特定成果，你和這顆水晶就會愈擅長此道。就像學習任何事物一樣，熟能生巧。有些水晶在每個領域都有些許涉獵，而有些則是專注擅長於特定的工作，或是滿足特定的需求（就像是萬事通和腦科權威的對比）；這兩類水晶都可以在不同的情況下提供很好的幫助。

如果你選擇了一顆水晶，希望用來改善特定問題，啟動水晶可以讓效果更提升。

啟動水晶

一旦你選擇了水晶，並決定希望它能幫助你的方向後，要花些時間和它進行連結。看著水晶，注意它的形狀、顏色和光澤。用手捧著它，閉上你的眼睛，專心感受它的一切。留意它的光滑、平坦、尖銳和稜角之處。接納所有水晶給你的感受，這有可能是手感覺到的觸感，或從內心深處浮現的細微感受。將水晶拿到靠近耳朵的地方，聆聽它，大部分的人都可以聽到水晶的物理震動。如果你的水晶沒有水晶水禁忌（參考第23頁），可以用舌尖試著嚐一下。最後，用你的嗅覺深度探索你的水晶，很多人可以在不同的水晶感受到不一樣的味道。

觸碰的連結
用雙手握著水晶是最容易連結水晶能量的方法之一。

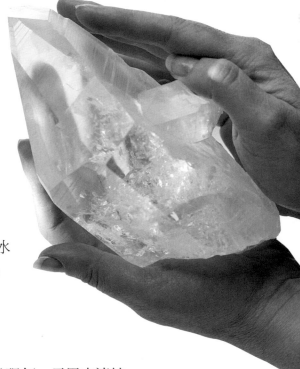

專注在水晶的目的

現在用你的手握著水晶，把心思聚焦在你想要水晶做的事情上。安靜地坐著，想像（或假裝也行）你的心思進到水晶最深處，持續這樣5到10分鐘。

重複這個啟動過程

理想狀況中要重複這個過程兩個禮拜，你會發現每一天用來連結相同水晶所需的時間會縮短。向你的水晶詢問任何你所指定相關的問題。在每次啟動程序之間的時間，你可以隨身帶著水晶、請他人代為照料、或把它留在一個不會被打擾的地方。

Chapter2
與水晶合作

你僅需要把水晶擺在身邊、用雙手握著或貼近皮膚配戴，就可以體驗到它帶來的正面影響。試著在包包或口袋裡隨身帶一顆小水晶，他們可以在每一刻為你帶來好處，握著或把玩讓你覺得受到吸引的水晶。

你也可以透過冥想水晶獲得水晶帶來的好處，它們可以幫助你靜心；你也可以把水晶放進水中，飲用所謂的水晶水（參考第23頁），不過，一定要先確認你選擇的水晶水飲用上安全無虞，請務必查詢〈尋找水晶〉這一章的資訊。可以透過在七個主要脈輪點擺放特定寶石，也會發現水晶能療癒身體的脈輪。

當然，你也可以單純地選擇在身邊環境享受美麗的水晶，同時善用這些水晶帶進家中的特殊能量，從欣欣向榮的花園到賣出地產、從軟化硬水到讓你的重要人際關係更和諧。

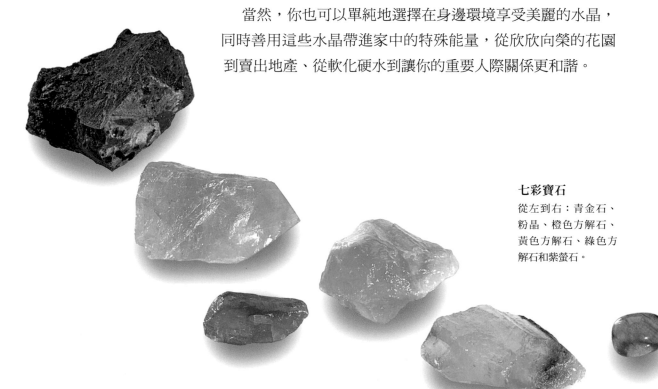

七彩寶石
從左到右：青金石、粉晶、橙色方解石、黃色方解石、綠色方解石和紫螢石。

水晶冥想

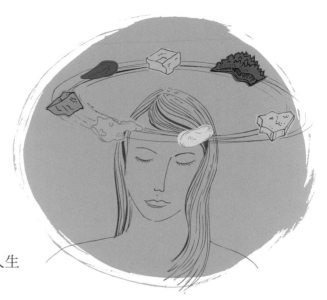

冥想是靜心的一種藝術，如果你每天都可以與你的水晶一起冥想，你會發現開始有許多有趣的事情發生。你會注意到自己感覺愈來愈好、愈來愈健康、情緒也愈來愈堅強。你會更能維持在平和中、更放鬆，而且充滿能量。你的心思會更安定，但同時仍能聽到自己的聲音。任何你正在進行的事情都可以更有效率，漸漸地，你的人生會變得更好。

與水晶一起冥想

請先規劃一個不會被打擾的時間，接著找一個安靜的空間——在未來的某個時間點，這個安靜的空間可以存在於你心中，但剛開始時，從一個實體空間著手會比較容易。關掉手機和其他任何會製造聲音或讓你分心的設備。如果有需要，門口可以掛上「請勿打擾」的標誌，避免其他人打擾，播放一些輕柔的音樂，在身邊擺放一些水晶，也可以點蠟燭。

用放鬆的方式呼吸，將注意力拉回內在中心，讓自己平靜下來。現在，選擇一顆水晶，並讓自己的所有感官探索這顆水晶。與水晶連結並留意所有感官、你心中出現的任何感受：生理上、情緒上、心理上和心靈上。在這個過程停留至少十分鐘，但如果有時間，可以持續一個小時。無論你能花多少時間，最重要的是每天重複這個冥想行程。

你可能會在某天突然發現冥想的感受似乎不太一樣，這可能也會因你所選擇的水晶而異。例如，你某天可能會覺得很放鬆，但可能在另一天反而覺得精神奕奕，這種差異是很正常的。你可能會覺得開心、安定、和平、躁進、激動或悲傷，所有感受都是可以被接受的——讓它們自然而然發生，不要封閉不開心的感受。這些終將過去。

開啟水晶能量

這個冥想是特別設計來敞開你的心思、靜下你的身體,並讓你的靈魂自由,以更能接受水晶的治癒能量。為自己打造一個特別的空間(參考第18頁),讓身邊盡可能圍繞愈多水晶愈好。你可以坐下或躺下,讓自己覺得舒適。

你不必因為要遵循下方的指示而中斷冥想,可以找一位朋友幫忙念出冥想的內容給你聽,你們可以輪流。你也可以錄下冥想指引、在進行冥想時播放,就可以在不分心的狀態下聆聽。

水晶冥想

1.兩手各握住一顆白水晶。閉上眼睛,感覺雙手各自的水晶能量。想像水晶能量流經你的手臂,進入你的肩膀和胸腔,讓它充滿你的內心,讓它往上流進你的頭部。當能量到達你的內在中心時,它開始審視你的念頭,一個接著一個,每一個念頭都飄向能量、消失不見。持續這個動作,直到你所有的念頭都飄散消失。

2.現在,水晶能量會漸漸滲入你的身體。它流過你的胸腔、肩膀和你的心,溫柔地用清透、平靜的水晶能量洗滌你的心。這個清透、平靜的水晶能量,從你的心流到你的腹部和骨盆,往下到大腿、進入雙腳一路到腳趾,直到你全身都充滿了清透、平靜的水晶能量。

水晶冥想
在雙手各握著一顆白水晶,將流經身體的能量視覺化。

3.讓你自己沉浸在這個清透、平靜的水晶能量,只需要放鬆、享受它。讓這個能量洗去所有你可能感受到的煩惱、不適或痛苦。

4.當你覺得自己準備好時,慢慢地察覺你的身體。注意身體的感受,慢慢打開你的雙眼,享受你所看到的空間。你已經準備好要與你的水晶一起合作,無論是使用在自己或別人身上。

水晶水

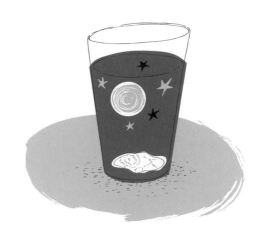

水晶的療癒效果可以透過飲用浸泡水晶的水得到體驗，這種水被稱為水晶水。在特定的情況下，水晶水會是很有效的治療（參考第四章）；有些水晶不能被做成水晶水（參考第三章）。

製作水晶水

從清潔你想要合作的水晶開始（參考第17頁），將這顆水晶放進裝有水的玻璃杯或容器中，建議使用來自乾淨水源的蒸餾水或礦泉水，但自來水也可以。把容器蓋起來放過夜，可選擇是否要放在冰箱裡。在進行這些步驟時，把你的意念專注在你希望這個水晶水能有的功效。有些人會偏好把水晶水放在陽光、月光下，或用白水晶圍繞，以強化水晶水。到了次日上午，水晶水就完成了，可以在接下來24小時內服或外用。你可以拿三顆不一樣的水晶，例如石英、紫水晶和粉晶，分別放入三個裝有水的玻璃杯中，同時也裝一杯純水當做對照組。讓這些水晶留在杯子裡20到30分鐘後試喝，通常石英的水喝起來會比純水更清新，紫水晶的水則會有明顯的金屬味，粉晶則是稍微變淡。

水晶水的好處
水晶水很容易準備，就像一瓶水那樣方便攜帶，而且對水晶治療師來說是非常有力的額外工具。下圖：彩虹螢石

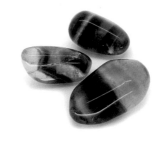

令人訝異的水晶水效果

由於水晶水是從內而外運作，它是非常有效的療癒用品。藍矽銅礦水晶水是常用於身體的藥水，在療癒多數的小疾病非常有幫助。琥珀水晶水是治療便祕最溫和、有效的方劑之一；在度過一天的疲憊後，霰石水晶水可以舒緩肌肉疼痛。有些則是可以直接外用在身體受感染的地方，例如，切傷或擦傷時可以用琥珀水晶水當做殺菌劑，或是可以把腳浸泡在溫白鐵礦水晶水中治療雞眼。

藍矽銅礦
藍矽銅礦水晶水可以促進整體健康狀況。

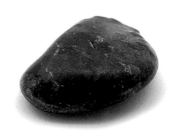

在脈輪上運用

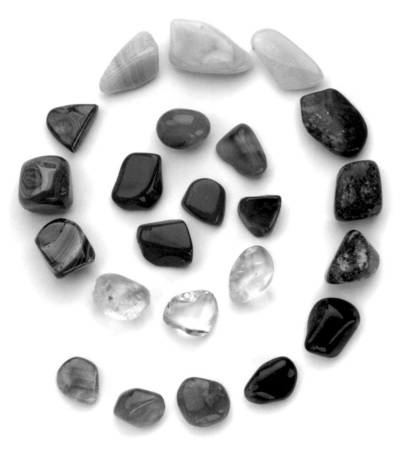

脈輪水晶
七個主要脈輪或能量漩渦都有相關的脈輪顏色（參考第26頁）。

在實際身體之外，我們還有一組能量體，蘊含各種能量通道，廣稱為經絡（meridians）或經脈（nadis）。這些通道中的能量流速度減緩或阻塞時，我們就會生病；當能量可以自由地流動，我們就會生活在一個生理、心理、情緒和靈魂都很健康的狀態中。有很多種治療方式都是透過強化能量體中自由流動的能量來治癒人們，從針灸到靈氣都是如此。水晶療癒也可以用在能量體，特別是在脈輪。

什麼是脈輪？

「脈輪」（Chakra）在梵文中直譯為「輪」，存在於兩道或更多能量在身體交集之處。脈輪是能量的集中點，也是最容易與外界交換能量的地方。對可以看到能量的人來說，脈輪看起來像球體或輪子，因此被稱為「脈輪」。

許多東方傳統文化談到沿著身體中線、沿著脊椎從底部到頭頂的七個脈輪。每個脈輪都與身體的某個部分相關聯，可能是一個器官或一個腺體。除了這七個主要脈輪外，還有許多比較小的脈輪，有些人認為有接近440個，但我們只要將注意力集中在七個主要脈輪就可以了。

脈輪的平衡和串連狀態會不斷變動，一個健康的脈輪是很有彈性的、散發震動、平衡地微微裡外移動；然而，有時候脈輪會脫離平衡狀態，就需要一點時間才能回歸，這就是脈輪需要被療癒的時候。

找到脈輪

定位脈輪很簡單，因為它會讓人有不同於其他身體的感受。將你的單手或雙手放在每個脈輪的位置上（請見下方圖示）並將注意力集中。留意任何地方是否有出現不一樣的感受，可能是溫暖、冰涼或刺痛。你也可能會感受到類似細針扎刺，或體驗到某種奇怪的感覺（你如何描述能量的感受並不重要，這沒有絕對的對錯）。可能會在身體前方或後方感受到能量，你也可以使用靈擺找到其他人的脈輪（參考第14～15頁）。

七個脈輪的位置

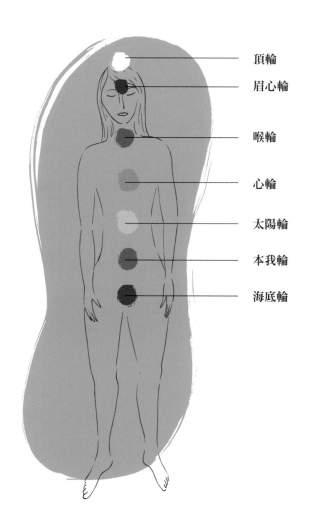

頭輪：位於頭頂。

眉心輪（又稱三眼輪）：在額頭正中間、眉毛上方。

喉輪：位於喉嚨正中間。

心輪：位於胸腔正中間。

太陽輪（又稱太陽神經叢）：位於胸骨底部的軟骨後方。

本我輪（又稱臍輪）：在肚臍下方，試著將你的拇指放在肚臍上、手掌放在肚子上，你的本我輪就位在手掌正下方。

海底輪：位於脊椎最底的尾骨處。

圖中標示（由上至下）：頂輪、眉心輪、喉輪、心輪、太陽輪、本我輪、海底輪

適合七脈輪的水晶

每一個脈輪都會在生理、心理、情緒和靈魂層級上強化特定質量。當所有脈輪都在平衡且串連的狀態下，可以感覺到許多正面感受，脈輪也與這些概念相關。

你可以將水晶直接放在脈輪的點上、或圍繞脈輪，以進行療癒。你也可以將水晶放在覺得疼痛或不舒服的點上。水晶可以幫助能量直接聚集到身體，以便讓最需要的點獲得最多能量。在脈輪上使用水晶可以同時預防並療癒疾病。

	脈輪	關聯	水晶
	海底輪	生存、健康狀況、富足、與大地連接、在生命中前進	紅碧玉
	本我輪	與人連接、創意、能量儲存	紅玉髓
	太陽輪	個人能量、情緒控管、生理中心	黃水晶
	心輪	安全感、信任感、承擔風險、愛	孔雀石
	喉輪	溝通	藍紋瑪瑙
	眉心輪	心靈、想法、意念、夢、心靈能力	青金石
	頂輪	精神、連接性、想像力、意識	紫水晶

如何放置水晶

打造一個特殊的空間（參考第18頁）讓你可以放鬆和專注，將適當的水晶（見左表）放在各個脈輪點上靜靜躺著，休息並放鬆30分鐘。最理想的狀態是每天都做一次。

試著在這個療癒過程中注意自己的反應，你可能會注意到一顆或幾顆水晶帶來特別不同的感受，或體驗到整體性的感受。每顆水晶可能會有溫熱或冰涼感、或輕或重，似乎那裡並不平均，你也有可能在置放水晶的地方或身體其他部位，出現刺痛、像觸電的感覺。你通常會覺得非常平靜而且放鬆，但有時會覺得身體沉重，宛如深深沉沒在地板或床裡。請坦然接受所有出現的感受或想法。

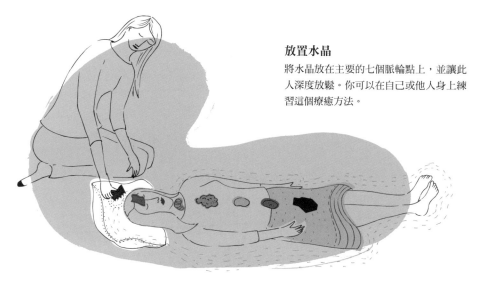

放置水晶

將水晶放在主要的七個脈輪點上，並讓此人深度放鬆。你可以在自己或他人身上練習這個療癒方法。

水晶柱

在每個脈輪水晶周圍添加四顆白水晶，強化效果。

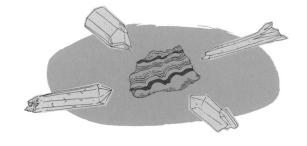

利用水晶柱

如果你想要嘗試比上述更加強的療癒方法，可以利用水晶柱技巧。只要在被治療者身上的脈輪水晶周圍放上四顆白水晶，並將頂點對準中心的脈輪水晶即可（見右圖圖示）。這會讓水晶更能集中能量至特定的脈輪，大幅強化療癒效果。

環境裡的水晶

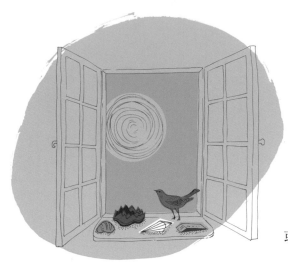

水晶會在你的四周不眠不休地運作，你不需要刻意做任何事情，水晶就會對住家和氛圍提供正面幫助。只要把水晶擺放在家裡可見之處，例如工作桌上、架子上，它就可以讓你的生活更豐富，感受更舒適。

水晶存在的環境也可以對你的寵物和植栽產生療癒效果，如果你正在用水晶治療你的寵物，可以把水晶放在牠的水盆裡或床上，或是用膠帶把水晶黏在項圈上。

水晶擺飾

如果你選中一顆大水晶，可以把它當成中央擺飾，展現它的美麗與力量。透過這個簡單的步驟，就能改變整個環境的能量，為家裡或工作環境中的每個人帶來好處。

晶洞的力量

你也可以在生活環境裡擺設晶洞，它非常適合放在客廳或任何公共空間。晶洞其實就是一顆中心鏤空的石頭，水晶在鏤空的部分生長，時常會變成美麗的結構。常見的晶洞有紫水晶、方解石、黃水晶和石英。

晶洞與處女座相關，可以在這些方面給予幫助：

● 出體經驗（靈魂出竅）、冥想、靈性成長
● 溝通、決策、團體和教學
● 數學
● 保護住家並改變／淨化／清理一個空間的能量

晶洞也擁有與其特定水晶類型（參考〈尋找水晶〉章節，第32～103頁）相關的療癒能力，還可以療癒任何被放置在其中的東西——晶洞的尺寸愈大就愈有可能。

針對環境的水晶小提醒

你可以把水晶放在生活環境中以達到任何目的，從獲得更好的關係與溝通，到軟化水質都可以。你只需要安全地將它們放在一個不會被打擾、遠離嬰兒和幼童的地方。記得讓水晶保持在沒有灰塵的狀態，定期清潔以達到最好的成效。

能量平衡

紫水晶和石英晶簇會強化它們所在的空間能量，每個人都會覺得更放鬆，更自在。可以在你的客廳或任何公共空間放置一顆這種水晶。

將不受歡迎的訪客阻擋在外

白鉛礦可以幫助趕走害蟲，例如老鼠和蟑螂。用白鉛礦水晶水清洗有蟲害的區域。

工作方面

普通蛋白石以創造更佳的工作環境而知名，它是很適合放置在工作環境、家庭工作區、書房或辦公桌上的水晶。

更愉悅的伴侶關係

將大型的鳳凰石放置在家裡，可以幫助活絡已貧乏無味的關係。

更好的氣氛

綠螢石可以持續移除空間中負面思緒並淨化整體氛圍。可以在你需要大量與人接觸的地方擺放這種水晶，或是在出現爭吵或緊張氣氛後，在該空間放一顆綠螢石。

增進滿意度

月光石能打造一個快樂的家，可以在你的居住處隨意大量地擺放月光石。縞瑪瑙也能把愉悅帶進家中。

紫水晶的能量
在家裡擺放紫水晶可以平衡氣氛，帶來能量並同時感受到平靜。

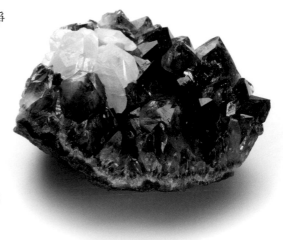

賣房

如果你在賣房時遇到困難，可以在大廳走道或客廳擺放一顆大型黃水晶、晶洞或晶簇；或是，你也可以在每個房間裡擺上一顆小型黃水晶。這樣做之後，別人對此房產的興趣、看房率和報價會突然提高。

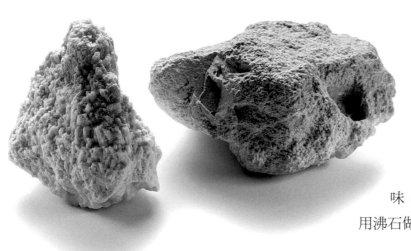

黃水晶適合搬家
如果你在賣房產時遇到困難，可以擺放黃水晶吸引買家。

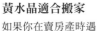

爭吵過後

如果爭吵後的氣氛很沉重，紫鋰輝石可以幫忙將殘留的負面感受導引出去，這也可以在發生死亡或重大疾病時使用。

增加羈絆

葡萄石可以讓人們團結邁向同一個目標。

軟化水質

石英可以幫助在硬水區軟化水質，你可以將水晶放在水槽中，或黏附在水管上。石英也能減少燃料消耗，可以將它們黏附在車子的化油器或燃料管線上。

硫磺可以舒緩分手
黃水晶可以舒緩一段關係結束時的痛苦感受。綠松石可以保護資產。

清潔

沸石可以從各方面強化環境，將沸石放在你常常停留的空間，像是家裡、辦公室、辦公空間、車中或花園裡。如果在房間裡有難聞的氣味，沸石也可以消除氣味，你可以在有氣味的區域周遭用沸石做出一個水晶網（見右頁）。

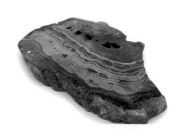

分手

硫磺可以移除爭吵後的負面能量，在離婚期間特別有用。鉻鉛礦和孔雀石在辦理離婚時也會有所幫助。

更好的溝通

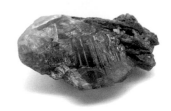

塊閃鋅礦可以幫助消除爭執，並讓不願講話的兩人重新開始溝通。這在商業上很有用，可以增進同事、上司和其他來往對象的關係，與小朋友相處時也很有幫助。

讓植物生長

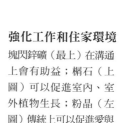

榍石可以促進植物健康發展，讓花園中的生機更蓬勃。把這種水晶擺放在戶外，植物旁、陽台或平台上，你也可以把小顆的水晶放在植栽盆裡，促進室內植物的成長。

強化工作和住家環境
塊閃鋅礦（最上）在溝通上會有助益；榍石（上圖）可以促進室內、室外植物生長；粉晶（左圖）傳統上可以促進愛與美麗。

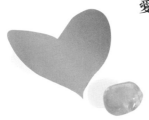

愛

粉晶可以把愛帶進家中，增進你與最親密之人的關係。這種水晶也是公認的美容寶石，只要在泡澡水中加入幾顆粉晶，可以讓暗沉的肌膚恢復活力，讓你擁有更柔嫩、清爽、年輕的外表。

和平

擺放精靈水晶（又稱仙人掌水晶）可以帶來和諧、和平，並讓家中、所有家人的關係得到整合。這種水晶非常適合用在緩和爭論的場合。

水晶網

除了隨意擺放水晶外，你也可以依照「水晶網」的特定形式擺放，目的是讓水晶的能量流向某個物體、房產、人或其他水晶。例如，你可以安排一個石英水晶網，全部指向你的床，強化你在床上時的舒適感。如果水晶尖端指向你的床，它們會強化往床的能量流動；如果這讓你覺得不舒服，可以把水晶的尖端移到其他地方，減緩能量。

如果你正在治療自己或朋友的特定病痛或問題（見〈水晶療法〉，第104～139頁），你可以用水晶網的形式，在身體周圍擺放你正在使用的水晶。

Chapter3
尋找水晶

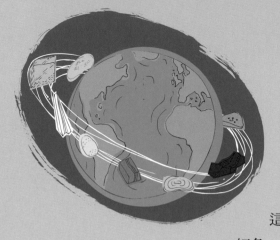

這章節將幫助你判定手上的水晶種類，並提供你靈感，選擇想要合作療癒自己和他人的水晶（選擇水晶時也可以參考第12～13頁）。

水晶有多種顏色，這裡依據最常見的顏色分類。你可以利用照片、描述和顏色區分，來判定不同的水晶種類。我們會從石英和紫水晶開始，因為這是兩種在水晶療癒上最有力量的水晶，接著會介紹紅色、橘色、黃色等水晶。這一章會列出各種水晶的療癒性質，讓你立即了解水晶可以如何提供協助。此外，內容也包含水晶與星座和脈輪的關聯性，以及其各種別名。（也可以參考第140頁的字彙表，在這裡會解釋有些用來描述水晶的術語。）這些常見資料涵蓋了我們可能於在地水晶商店找到的水晶種類；然而，世界上有許多地方都有生產礦石，各地的供應狀況可能會有很大差異。

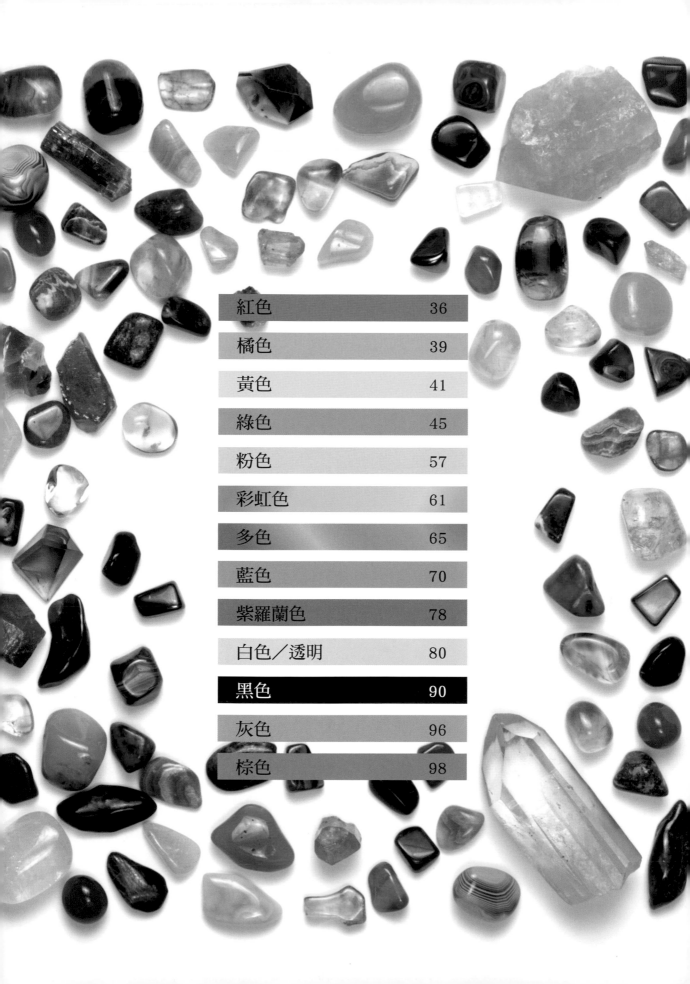

石英 Quartz

石英有許多種類和組成，它是地球表面蘊含量最豐沛的礦石，我們腳下的大地有超過70％都是由石英及其他相同或不同形式的矽鹽酸組成的。

石英是療癒水晶，它可以成為任何形式能量的通道，幫助所有類型的療癒。如果你不確定要使用哪種水晶，試試看石英吧。

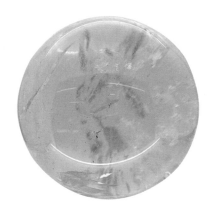

許多古代手稿中都有記載石英的用途，它可用來治療疾病和傷口、與靈魂溝通，而且具備可經科學驗證的特性，例如壓電效應（見第7頁）。自古至今的許多文化都證明水晶可以成為光的通道，而光就是成就我們之所以存在的要素，我們是「光的存在」。透過量子物理學家的發現，也揭露了宇宙並非固態形體，而是單純的光子（photon）。

此章節中會介紹一些不同類型的石英以及其療癒性質。

石英水晶 Quartz crystal

透明或白色的六角柱狀晶體和集合體，有時會有內含物（請參考其他特定石英的介紹）。

常見別名：白水晶（clear crystal、rock crystal）

常見產地：美國阿肯色州、巴西、中國、馬達加斯加、俄羅斯、南非、西藏

相關星座：全部

脈輪：全部

療癒性質
石英水晶是可以「讓感覺變好」的寶石，它會提升你的生活品質，讓你在所有狀況下覺得更開心、重新得到能量。它能成為任何能量的管道，所以在任何狀況下都有幫助。

生理層面：對糖尿病、耳部感染、聽力和平衡、心臟健康、全身無力、多發性硬化症（MS）、慢性疲勞症候群（ME）、肥胖、疼痛或不舒服、脊椎健康、耳鳴、減重有幫助。

情緒／心靈層面：集中注意力、幫助冥想並釋放負能量。

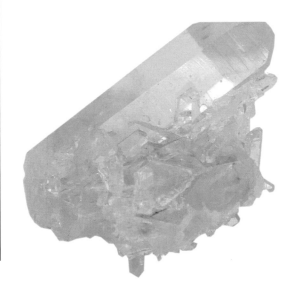

紫水晶 Amethyst

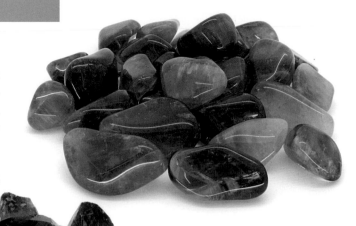

一種石英變種，紫色是來自錳和鐵的內含物，有些少見的品種是近乎黑色，其他則有紫色、白色混雜的雪佛龍紫水晶（chevron amethyst）和綠紫晶（prasiolite），後者因礦物內含物而變為綠色紫水晶。

常見產地：巴西、烏拉圭、南非、馬達加斯加、印度

相關星座：處女座、摩羯座、水瓶座、雙魚座

脈輪：頂輪

療癒性質

紫水晶會強化其他水晶的能量，有利於整體保護和平衡生理、心理與情緒。可以用來協助克制性慾和舒緩思鄉之情。它能增進談判技巧、進行決策、帶來財富和商業成就、邁向人生新階段、勇於承擔責任和改變，以及公開演講。在儀式進行淨化時，紫水晶會非常有幫助。

生理層面：可以治療造成不舒服的病因。有利於聽力、荷爾蒙調節、失眠、頭痛、偏頭痛、痤瘡、氣喘、血凝塊、細菌和病毒感染、姿勢不良和癌症；水晶水對關節炎有益。有益於免疫系統健康、循環和交感神經系統、骨骼、心臟、胃部、皮膚、牙齒、肝臟和內分泌腺。對治療酒醉和成癮有幫助，特別是對酒精成癮症患者。可以幫助排毒和血液淨化。

情緒／心靈層面：有助於治療強迫症（OCD）和憤怒及暴力傾向。可以平緩衝動、神經、過分敏感、緊張、情緒能量和悲傷。強化氣場、自尊、冥想、靈魂接觸和靈性。

雪佛龍紫水晶 Chevron amethyst

有紫色和白色V形交雜斑紋的晶體和集合體，可能混雜有銅紅色、橘色或黃色。

常見別名：虎牙紫水晶、帶狀紫白晶（banded amethyst）

常見產地：印度、俄羅斯

相關星座：全部

脈輪：頂輪、眉心輪

療癒性質

雪佛龍紫水晶有益於一般性的保護，也可以促進問題解決。

生理層面：對於眼睛、肺部、腸、胰腺、肝臟，胸腺和免疫系統有幫助。適合用於頭痛、疼痛、傳染性疾病，包含人類免疫缺陷病毒（HIV）和後天免疫缺乏症候群（AIDS）。可以幫助排毒。

情緒／心靈層面：舒緩緊張，增強心靈能力、薩滿旅程和靈性療癒。

紅色 Red

紅碧玉 Red jasper

一種因為鐵氧化物內含物而變成紅色的石英變種。

常見產地：印度、巴西

相關星座：牡羊座、金牛座

脈輪：海底輪

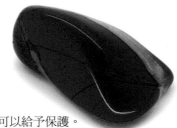

療癒性質
與煤玉一樣，紅碧玉可以給予保護。

生理層面：避免生病。

情緒／心靈層面：幫助重生、新想法、出體經驗、冥想、生存本能和夢境回顧。

紅方解石 Red calcite

一種集合體型態的方解石變種，是石灰和大理石的基石。

常見產地：墨西哥

相關星座：巨蟹座

脈輪：海底輪

療癒性質
生理層面：安定生理能量。有利於注意力不足過動症（ADHD）。

情緒／心靈層面：能幫助你接地；對於焦慮、恐慌發作和強迫症（OCD）有幫助。

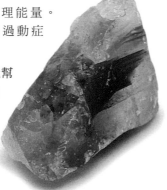

朱砂 Cinnabar

以晶簇、片狀或細針狀出現的晶體和集合體，名稱是來自印度文或波斯文的「龍血」。也有可能是紅／棕色或灰色。

常見產地：澳洲、歐洲、日本、墨西哥、俄羅斯、美國

相關星座：獅子座

脈輪：海底輪

療癒性質
朱砂是一種「商人的寶石」，可以增進財富、商務和金錢追求。帶來朝氣。

生理層面：有利於血液和生育。幫助克服肥胖。

情緒／心靈層面：強化自尊；幫助積極進取。

不可製成水晶水。

石榴石 Garnet

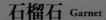

多以菱形十二面體或梯狀晶體、組合體、集合體或層疊的「片狀」型態呈現。顏色包含：紅色、粉色異性石（eudialyte）、粉色／紅色玫瑰榴石（rhodolite）、綠色鈣鋁榴石（grossularite）、翡翠綠色鈣鉻榴石（uvarovite）、黑色黑榴石（melanite）、橘色錳鋁榴石（spessartine）、紅色／紫色鐵鋁榴石（almandine）、黃綠色鈣鐵榴石（andradite）、黃色和棕色的黑松來（hessonite）。詳細介紹可以參考其他水晶。

常見產地：印度、俄羅斯、美國

相關星座：獅子座、處女座、摩羯座、水瓶座

脈輪：心輪

療癒性質

帶來勇氣、創意能量、活力、富足、流動、改變和覺知。

生理層面：改善貧血、關節炎、血液淨化／排毒、低血壓、風濕、甲狀腺功能低下、以及缺乏碘、鈣、鎂和維他命A、D、E。對強化骨骼、脊椎、心臟和肺部健康有幫助。平衡性慾。

情緒／心靈層面：帶來情緒平衡。對於憂鬱、混亂、崩潰和情緒創傷有幫助。有利於透入魔法和靈性領域。

鐵鋁榴石 Almandine

紅色／紫色的石榴石變種。

常見產地：印度

相關星座：處女座、天蠍座

脈輪：海底輪、心輪

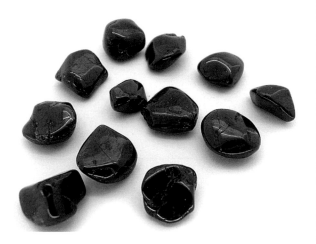

療癒性質

可以幫助在工作上需要碰到數字的人，也能帶來年輕氣息。

生理層面：帶來體力。增強眼睛、心臟、肝臟和胰臟健康。對於血液疾病、術後療養和傷口癒合有幫助。

情緒／心靈層面：強化與高我的連結、冥想、回春和愛。緩和死亡和瀕死過程。

魔凱石 Mookaite

一種帶有紅色和奶油色花紋的碧玉變種。

常見產地：澳洲

相關星座：獅子座

脈輪：海底輪

療癒性質

有利於需要做決策、尋求創意和新概念、想法或工作的人。也適合需要應對孩童或孤獨的人。提供一般性的保護並幫助溝通。

生理層面：有利於減重和維持腸胃與甲狀腺健康。對於疝氣和水腫有幫助。

情緒／心靈層面：有利於接地、作夢、在人生之路向前以及建構自尊。對於克服恐懼和抑鬱有幫助。可以幫助冥想。

尖晶石 Spinel

立方體和正八面體的晶體和卵石，可能會是透明無色、紅色、白色、藍色、紫色、黑色、綠色、黃色、橘色或棕色。

常見產地：巴西、加拿大、中國、歐洲、印度、緬甸、日本、俄羅斯、美國

相關星座：牡羊座、射手座

脈輪：海底輪（紅色），其他顏色種類會與特定的脈輪相關

療癒性質

強化生理、情緒、心理和精神能量。

生理層面：帶出美麗光彩並促進長壽。

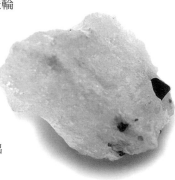

情緒／心靈層面：帶出個性。協助重生。

鷹眼石／紅虎眼石 Falcon's eye/Red tiger's eye

石英家族中的深粉紅色成員。

常見產地：南非

相關星座：摩羯座

脈輪：海底輪

療癒性質
強化落實性。

生理層面：對生殖系統和
性能力有益。對於曬傷有
幫助。

情緒／心靈層面：有利於情緒控管。

紅寶石 Ruby

紅色的剛玉變種，型態為板狀晶體。

常見產地：印度、馬達加斯加、泰國、緬甸

相關星座：巨蟹座、獅子座、天蠍座、射手座

脈輪：心輪

療癒性質
帶來健康、平衡、能量、財富、富足、知識、創意能
力、長壽、熱情和保護。對於做決策、新的開始和改
變有幫助。可以用來遠距治療。強化生存意願、心理
健康和治療、以及腦部活動。

生理層面：促進健康的月經週期以及免疫、循環系統
的健康。有利改善貧血、流血／失血、血液淨化／排
毒、低血壓和發燒的症狀。有益於胚胎健康。避免雷
擊。

情緒／心靈層面：對於痛苦、受挫、磨難、惡夢有幫
助。有利於作夢、靈魂指引、出體經驗、遙視、靈魂
智慧、冥想、高峰經驗和重生。對
於接觸阿卡西紀錄有幫助
（見第134頁）。星彩
紅寶石很適合淨化和集
中能量，以及促成開悟
體驗。

鋯石 Zircon

結晶為短方柱狀，通常為八面體。可能是透明無色、
紅色、棕色、綠色、灰色或黃色。

常見產地：巴基斯坦

相關星座：獅子座、處女座、射手座

脈輪：海底輪

療癒性質
強化關係和個人魅力，把最好的自我呈現出來。也有
利於激發純淨、堅韌、智慧和可靠的特質。

生理層面：有利於松果體、骨骼與肌肉的健康。對於
失眠、暈眩、過敏、坐骨神經痛和中毒有幫助。

情緒／心靈層面：有安定的效果，對於自尊與抑鬱有
幫助。對氣場有益。

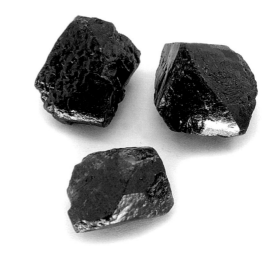

橘色 Orange

橘色方解石 Orange calcite

亮橘到淡橘色系的岩石集合體。

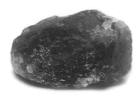

常見產地：墨西哥

相關星座：巨蟹座、獅子座

脈輪：本我輪

療癒性質
帶來活力和靈感。

情緒／心靈層面：帶來安定和平衡的能量。能改善侵略性和好戰特質。

紅玉髓 Carnelian

一種橘色、紅色、粉色或棕色卵石的玉髓變種。

常見別名：光玉髓（cornelian、sard）

常見產地：烏拉圭、巴西、印度

相關星座：金牛座、巨蟹座、獅子座

脈輪：本我輪

療癒性質
一種可以讓人「感覺更好」的寶石。對於研讀、記憶、靈感、演講和聲音有幫助，有利於現場表演。它可以破除懶惰和冷漠，帶來活力、自尊、同情心、勇氣和個人力量。適合用來冥想靜心。

生理層面：減緩口渴。有利於消化、組織再生並讓活化血液。有利於膽囊、肝臟、肺臟、腎臟、脊椎、脾臟、胰腺和甲狀腺。對於食慾和飲食失調、氣喘、花粉熱、一般感冒、支氣管炎、感染、神經痛、慢性疲勞症候群（ME）、嗜睡、黃疸、輕微割傷和擦傷都有幫助。

情緒／心靈層面：增強你與靈魂的連結，讓你可以發現不舒服和情緒的關聯，以處理情緒並預防疾病。對於憤怒、羨慕、恐懼、暴怒、悲傷、困惑和嫉妒有幫助。

岩鹽 Halite

為大塊狀或立方體的鹽結晶。可能是透明、單色或多種顏色，顏色包含橘色、黃色、紅色、藍色、粉色和綠色。

常見產地：美國（粉色和紅色）、德國（藍色）、澳洲（綠色）

相關星座：巨蟹座、雙魚座

脈輪：本我輪

療癒性質
有利於忍耐。

生理層面：有利於腸道和體液的健康。有助於改善水腫。

情緒／心靈層面：對於情緒波動有幫助。

不可製成水晶水。

錳鋁榴石 Spessartine

橘色的石榴石變種，也有可能是紅色或棕色。

常見產地：中國、巴基斯坦

相關星座：水瓶座

脈輪：本我輪

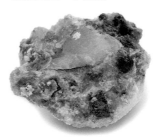

療癒性質
帶來活力。對心靈和分析有益。

生理層面：對乳糖不耐症有幫助。

鉻鉛礦 Crocoite

稜柱狀的橘色晶體、集合體和聚合體。

常見產地：澳洲

相關星座：牡羊座

脈輪：本我輪

療癒性質

有利於直覺、創意
和性。

生理層面：有利於生
殖系統。

情緒／心靈層面：有益於情緒和面對痛苦的改變，特
別是重大事件，例如死亡和離婚。又被稱之為「離婚
寶石」。

不可製成水晶水。

太陽石 Sunstone

是一種奧長石（亦即斜長石的變體）。因晶體內含物
有針鐵礦和赤鐵礦，而擁有閃亮的外觀。

常見產地：印度

相關星座：獅子座、天秤座

脈輪：頂輪

療癒性質

帶來活力、富足和長壽。

生理層面：帶來力量和能量。有益於喉嚨、軟骨組
織、雙腳和脊椎的健康。對於改善潰瘍、中毒、風
濕、雙腳疼痛和體味有幫助。

情緒／心靈層面：對於減緩恐懼和壓力有幫助。可以
保護使用者免於「惡靈」侵擾。

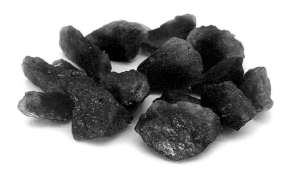

釩鉛礦 Vanadinite

圓桶形或中空的柱狀晶體和集合體。

常見產地：摩洛哥

相關星座：處女座

脈輪：本我輪

療癒性質

對於思考程序和達到
目標有幫助。適合購
物狂。

生理層面：有益於肺部
和膀胱健康。對於疲憊、氣喘
和呼吸控制有幫助。

情緒／心靈層面：適合用於冥想。

不可製成水晶水。

鉬鉛礦 Wulfenite

晶體多為八面體、柱狀體或方形板狀。顏色包含橘色
（從黃色到棕色）、綠色、灰色、白色，也有可能是
透明無色。

常見產地：美國

相關星座：射手座

脈輪：心輪

療癒性質

帶來年輕。

情緒／心靈層面：有利於施展魔法、靈體接觸、薩滿
追尋，以及察覺和處理你的黑暗面。適合用來接觸超
意識、你的高我和雙生靈魂／靈魂伴侶。

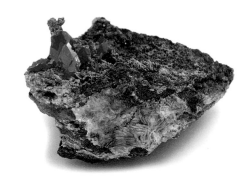

黃色 Yellow

黃水晶 Citrine

黃色、金色或檸檬色的石英變種，顏色是由火山熱度和其他地表活動所造成。

常見產地：巴西

相關星座：牡羊座、雙子座、獅子座、天秤座

脈輪：太陽輪

療癒性質

是可以帶來富足和財富的「金錢寶石」。有利於做決策、學習、教學、研讀、創意、覺知、寫作、解決問題和新的開始，也是一顆能讓「感覺更好」的寶石。對於銷售房產有幫助。

生理層面：有益於改善消化系統和相關失調，也有利視力和心臟、腎臟、甲狀腺、胸腺和肝臟。對於組織再生、貧血、黃疸、噁心、嘔吐和排毒有幫助。

情緒／心靈層面：有利於人際關係、自尊、氣場運作和擺脫情緒毒素。對平息憤怒和陰陽平衡有幫助。

磷灰石 Apatite

黃色、綠色、藍色、灰色、白色、紫色、棕色或紅色的柱狀晶體及集合體。

常見產地：加拿大、巴基斯坦

相關星座：雙子座

脈輪：喉輪

療癒性質

平衡所有脈輪，並且能安定喉輪。適合治療者、教師、溝通者、訓練者、記者、作家、出版者、簡報人員、演員、歌手和表演者。有益於增強智力與看清真相。能改善漠不關心的態度和心理混亂。

生理層面：有利於改善關節炎和促進組織再生。如果隨身配戴或攜帶，可抑制食慾。如果以水晶水的型態服用，可將治療能量集中在體內有需要的地方。

情緒／心靈層面：對心靈能力、前世回溯、陰陽平衡、冥想和接觸內在自我有益。能改善負面消極的態度。

金色方解石 Golden ray calcite

晶體多為菱面體或偏三角面體，也可能是集合體的型態。

常見產地：中國、美國

相關星座：獅子座

脈輪：頂輪、太陽輪、本我輪

療癒性質

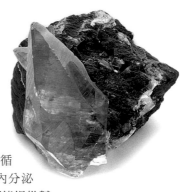

可以製成很好的方解石水晶水。提升身心能量和創造力，對於溝通、創意發想和解除自我限制的意念有幫助。適合用於占卜。

生理層面：對血液循環和肝臟、膽囊及內分泌腺有益。在感染初期能提供幫助。

情緒／心靈層面：適合用來進行前世回溯和視覺化療癒。有助於緩解神經緊張。

金綠玉 Chrysoberyl

板狀、六角柱狀的黃色晶體，有些在人造光下會轉變為棕色。綠色的金綠玉變種被稱為亞歷山大石，其在人造光下看起來是紅色的。

常見產地：巴西、美國

相關星座：獅子座

脈輪：本我輪

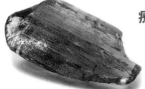

療癒性質

幫助你看到爭執兩邊的立場，以及每種狀況下的最好一面。對打破循環有幫助。

生理層面：有益於肝臟、胰臟和腎臟的健康。對膽固醇問題和感染有幫助。有助於了解和坦然接受疾病。

情緒／心靈層面：帶來寬恕、內心平靜與和善待自己。對提升個人的靈性有幫助。

琥珀 Amber

來自史前時代樹木的化石化的樹脂，可能會有來自動物或植物物質的內含物。顏色包含黃色、橘色、棕色和綠色（人工）。

常見產地：波羅的海地區；波蘭、立陶宛、拉脫維亞

相關星座：獅子座、水瓶座

脈輪：太陽輪

療癒性質

有利於提升記憶、智力和做選擇的能力。淨化耗損的身心靈。帶來好運並保護戰士；達成夢想、目標和理想，也象徵重溫結婚誓約。可以當做淨化空間的焚香，非常適合用在治療空間。

生理層面：有益於排毒和改善喉嚨、心臟、荷爾蒙、腎臟和膀胱健康。對痘痘、細菌感染、便祕（以水晶水形式）、術後治療、思覺失調症和氣喘有幫助。可以當做殺菌劑。

情緒／心靈層面：有利於冷靜和促進陰陽平衡。能改善受虐創傷、負面思緒、情緒障礙。

銅礦 Copper

延展性佳的金屬，甚至可見樹枝狀、片狀和菱面形的晶體。

常見產地：美國

相關星座：金牛座、射手座

脈輪：本我輪

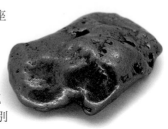

療癒性質

一種讓人「感覺更好」的寶石，可以刺激氣的流動。帶來活力和好運，特別是遇到東西遺失的狀況。

生理層面：對性能力、血液循環和關節有益。刺激新陳代謝並幫助排毒。對疲憊、筋疲力竭、躁動、昏睡、全身不適、受到感染的傷口、中毒、發炎、滑囊炎、關節炎和風濕症有幫助。

情緒／心靈層面：有利於情緒平衡。對過度興奮有幫助。

金 Gold

常見型態有岩脈、礦瘤，或樹枝狀、顆粒狀、薄片狀晶體，偶爾也有罕見的八面體、正立方體和三十二面體晶體。（也可參考水光水晶）。

常見產地：澳洲、美國

相關星座：獅子座

脈輪：心輪

療癒性質

帶來財富、富足、活力和心理平衡。對學習和實現自我潛力有幫助。

生理層面：有益於荷爾蒙和脊椎、皮膚、眼睛的健康，以及神經、消化、循環和呼吸系統。可以幫助排毒。對自閉症、讀寫困難、協調性、麥粒腫、關節炎、黑色素瘤、肺炎、結核病、血管疾病、心臟疾病、失溫、麻痺、風濕、組織再生、多發性硬

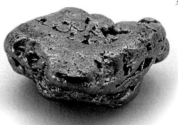

化症、缺乏維他命和礦物質，以及組織修復有幫助。

情緒／心靈層面：對憤怒、自我、創傷、自卑、負面、抑鬱、負擔、情緒壓力、緊張和夢魘有幫助。能幫助我們與宇宙的連結，從中獲得知識、智慧和自然療癒的能量。

黃螢石 Yellow fluorite

黃色正立方體、八面體和三十二面體的晶體和集合體。

常見產地：中國、英國

相關星座：獅子座

脈輪：本我輪

療癒性質

對心靈有益。有助於提升創意、點子和想法，在群體中使用很有幫助。

生理層面：有利於降低膽固醇和促進肝臟健康。對排毒和減重有幫助。

情緒／心靈層面：有利於克服心理創傷。

金綠柱石 Heliodor

黃色／金色的綠柱石變種。

常見產地：巴西

相關星座：獅子座

脈輪：太陽輪、頂輪

療癒性質

有益於心理平衡、溝通和在你不在時保護所有物（例如你的家、車子或家人）。

生理層面：有利於肝臟、脾臟和胰臟的健康。

情緒／心靈層面：帶來同情心。

黃碧玉 Yellow jasper

黃色的不透明玉髓變種。

常見產地：南非

相關星座：獅子座

脈輪：本我輪

療癒性質

有益於追求智力和保護旅行者。

生理層面：有利於消化。帶來能量。

黃色蛋白石 Yellow opal

黃色集合體，有時候會有各種顏色的暈色（熒光）。這些顏色是因光線在晶體結構中繞射造成。

常見產地：馬達加斯加

相關星座：巨蟹座

脈輪：太陽輪

療癒性質

有助於移除心理障礙，以賦予你一個清晰的觀點。幫助直覺。帶來活力。

生理層面：對食物吸收有幫助。

塊閃鋅礦 Schalenblende

為閃鋅礦經過高壓而形成，顏色為黃色到棕色，時常含有帶狀的銀灰色方鉛礦和白鐵礦。

常見產地：波蘭、德國

相關星座：水瓶座、雙魚座

脈輪：太陽輪

療癒性質

有益於魔法、占卜、保護、旅行、通靈和踏上新的開始。

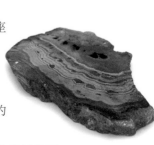

生理層面：增進免疫力，有助於後天免疫缺乏症候群。

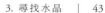

硫磺 Sulfur

型態多為集合體、礦瘤或錐狀、片狀晶體；顏色為黃色。

常見產地：西西里島

相關星座：獅子座

脈輪：太陽輪

療癒性質

有益於心理平衡、靈感和推論。對改善倔強固執有幫助。

生理層面：對於緩解蚊蟲叮咬、感染、纖維組織生長、關節疼痛和腫脹有幫助。帶來能量，亦可以作為燻蒸劑來除蟲。

虎眼石 Tiger's eye

石英家族的成員之一，虎眼石因其石棉纖維結構，而會有貓眼效應（一種光學反射效應），與貓眼石相似但不同。有金色、黃色、棕色、藍色的鷹眼石（hawk's eye）和紅色的鷹眼石（falcon's eye）[3]。

常見產地：南非

相關星座：摩羯座

脈輪：太陽輪

療癒性質

這是一顆讓「感覺更好」和「勇敢行動」的寶石。有利於直覺、勇氣、新的開始、遠距治療（特別是透過冥想），以及讓心思清晰。有助於增強直覺、第六感和執行調查，對警察、科學家、保險公司和會計來說很幫助。對改善狹隘的思維有幫助。可帶來財富和陰陽平衡、左右腦平衡。

生理層面：有利於夜間視力和整個消化系統。對於消

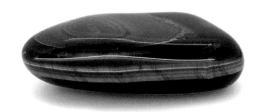

化和消化功能疾病有幫助，包含胃腸脹氣、噁心和憩室炎。也對眼疾和骨折有幫助。

情緒／心靈層面：有益提升平衡、安定和接地。對於改善恐懼、擔憂、抑鬱、動盪、壓抑、消極、內向有幫助。適合刻意阻撓他人的人。

帝王黃玉 Imperial topaz

為金色柱狀晶體和沖積卵石。

常見產地：巴西、美國

相關星座：獅子座、射手座、雙魚座

脈輪：太陽輪、頂輪

療癒性質

有助於提升吸引力、心靈能量、思緒和想法。

生理層面：有益於荷爾蒙平衡、肝臟與膽囊健康。

情緒／心靈層面：有益於放鬆和冥想。能帶來全宇宙相互連結和合一的感受。

黃碧璽 Tsilasite

黃色、有垂直條紋的柱狀晶體。

常見別名：黃色電氣石（yellow tourmaline, peridot of Ceylon）

常見產地：巴西、巴基斯坦

相關星座：獅子座

脈輪：太陽輪

療癒性質

有利於創造發明、提升智識和創意、穩定心神和心靈能量。如果你正進入新的生活階段，或者發展新生意、工作職涯等，黃碧璽會非常有幫助。

生理層面：有益於肝臟、脾臟、腎臟、膽囊和腸胃。

情緒／心靈層面：有利於改善行為模式。

綠色 Green

玉 Jade

為礦物顆粒構成的緻密塊狀體，顏色多樣，包含綠色、橘色、棕色、藍色、奶油色、白色、薰衣草紫、紅色、灰色和黑色。玉的類型可分為硬玉和軟玉。

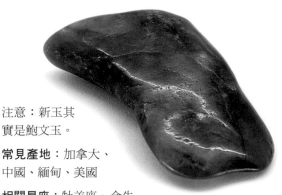

注意：新玉其實是鮑文玉。

常見產地：加拿大、中國、緬甸、美國

相關星座：牡羊座、金牛座、雙子座、天秤座

脈輪：心輪

療癒性質

很適合當小朋友的第一顆寶石，有助於解決問題、對於容易出現意外以及追求夢想、目標和理想有幫助。會帶來平衡、正義、謙卑、勇敢、智慧、憐憫和長壽。

生理層面：有益於皮膚、頭髮、淋巴系統、骨骼、關節／臀部、脾臟、膀胱、心臟、免疫系統、腸道系統、腎臟、肌肉和整個女性生殖系統的健康。對於痘痘、生育、經前症候群（PMS）、經期問題、經痛、氣喘、細菌或病毒感染、眼疾、一般心神不寧、高血壓和思覺失調有幫助。

情緒／心靈層面：有利於情緒平衡、自信和接地。對於消極負面思緒有幫助。促進作夢和夢境回顧（可以放在枕頭下方）。帶來與古老文明的連結、智慧、保護、平靜（內外皆是），以及有助於薩滿與靈界接觸。

硬玉 Jadeite

玉的一種，有罕見的微小長形柱狀晶體。顏色有各種色調的綠色、紫色／薰衣草紫、白色、棕色、紅色、橘色、黃色、灰色和黑色，顏色有時候會混雜或形成花紋。

常見別名：翡翠、輝石玉（imperial jade，有透明的翡翠綠色）

常見產地：中國、美國

相關星座：牡羊座

脈輪：心輪

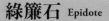

療癒性質

適合用於靈性儀式和修補關係；適用於群體。

生理層面：對睪丸健康有益；對高血壓、術後療癒、抽筋和不寧腿症候群有幫助。

綠簾石 Epidote

晶體為細針狀和柱狀，有時候會是單面結晶、塊狀、片狀和纖維狀的型態。顏色有各種色調的綠色、黃色、紅色、灰色和黑色。

常見產地：巴西、巴基斯坦

相關星座：雙子座

脈輪：眉心輪

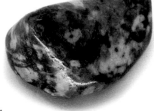

療癒性質

有利於感知能力和覺察力。

生理層面：有益於甲狀腺、腦部、神經系統和皮膚（以水晶水的形式使用）。對於脫水、帕金森氏症和大多數其他的症狀都有幫助。

---

3. Hawk's eye和Falcon's eye中文多混用「鷹眼石」這個譯名，並無特別區分。

星雲石 Nebula stone

由霓石、鉀長石、石英和軟玉組成，外型為滑順、有綠色圓點的寶石。

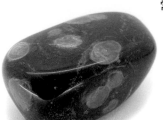

常見產地：美國

相關星座：天蠍座

脈輪：心輪

療癒性質

有利於提升感激之情、智力和思想自由；可帶來靈感和勇氣。

生理層面：對於皰疹、支氣管炎、後天免疫缺乏症候群有幫助。

情緒／心靈層面：有利於進行阿卡西紀錄。可幫助克服恐懼和處理悲慘情境。

蛇紋石 Serpentine

型態多為集合體，或是纖維狀、層疊的片狀晶體，只會在其他礦石中發現它的晶體。顏色有綠色、紅色、棕色、黑色和白色，有時候會因混雜磁鐵礦而有蛛網般的外觀。

常見產地：英國、中國

相關星座：雙子座

脈輪：心輪

療癒性質

有益藝術和創意。

生理層面：對於低血糖、糖尿病、寄生蟲以及缺乏鈣與鎂有幫助。

情緒／心靈層面：有益情緒、能量流動和冥想。

榍石 Sphene

型態多為集合體，或層疊的片狀、扁平的楔形晶體，擁有許多顏色。

常見別名：楔石（titanite）

常見產地：加拿大、墨西哥、巴基斯坦、俄羅斯、美國

相關星座：射手座

脈輪：全部

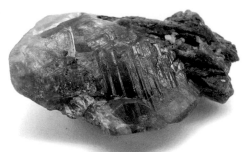

療癒性質

適合用於占星學和天文學。

生理層面：有益於生理平靜和免疫系統、紅血球及牙齒健康。對肌肉拉傷或過勞、曬傷和發燒有幫助。

閃玉（陽起石） Actinolite

長刃狀的綠色或黑色晶體，常常會在其他礦石中發現；是一種軟玉。

常見產地：巴西、美國、加拿大、澳洲、歐洲、墨西哥、日本

相關星座：天蠍座

脈輪：心輪

療癒性質

有益於行為模式、才華、技巧和能力；可帶來連結。

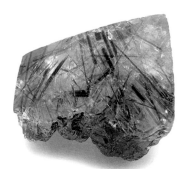

雨林碧玉 Rainforest rhyolite

因火山活動由石英、長石和軟玉結合而成的寶石；表面可能會有流痕。

常見別名：綠紋石（green rhyolite）

常見產地：澳洲

相關星座：水瓶座

脈輪：眉心輪

療癒性質

適合用於做選擇、教學和創意表達；對拖延症有幫助。對任何類型的建築工作都有助益。可以讓多數的動物平靜下來。

生理層面：對於糖尿病、低血糖、疝氣和靜脈曲張有幫助。

情緒／心靈層面：有利於通靈。對於改善幻覺有幫助。

雞血石 Bloodstone

綠色的碧玉，常有紅色的內含物。

常見別名：血石（heliotrope，有紅色內含物者）、深綠玉髓（plas-ma，沒有紅色內含物者）

常見產地：印度

相關星座：牡羊座、天秤座、雙魚座

脈輪：心輪

療癒性質

帶來勇氣、活力和創意。

生理層面：有益於取得平衡和排毒。有利於心臟、關節、腎臟、肝臟、臀部、脾臟、血液和骨髓健康。對於改善貧血、缺鐵、流鼻血、大出血、傷口和血栓有幫助。可調節經血量。

情緒／心靈層面：有利於情緒集中和安定。有助於改善壓力和躁進。血石很適合用來控制和釋放壞脾氣。

綠泥石 Chlorite

通常包裹在石英晶體中，以綠幽靈水晶的樣貌出現。綠泥石一族還包含斜綠泥石（clinochlore，又被稱為綠龍晶）。

常見產地：巴西

相關星座：射手座

脈輪：心輪

療癒性質

生理層面：有益於排毒和減重（水晶水）。有利於血液循環和維他命A、E、鐵、鎂的吸收。刺激「好的細菌」生長。對於改善畏寒、過敏反應、腹脹、風濕痛、疼痛、黑色素瘤和肝斑有幫助。

情緒／心靈層面：適合用於冥想和尋找答案。對於解除憤怒、敵意和恐懼有幫助。

亞歷山大石（紫翠玉） Alexandrite

綠色的金綠玉變種，在人造光下看起來是紅色的。通常是小型集合體，罕見的狀況是晶體。

常見產地：巴西、俄羅斯

相關星座：天蠍座

脈輪：心輪

療癒性質

帶來好運、心理平衡、青春和創意。

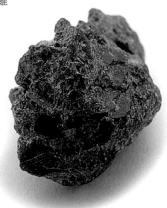

生理層面：有益於脾臟、睪丸和胰腺。對於改善神經受損、帕金森氏症、阿茲海默症、老人癡呆症和白血病有幫助。

情緒／心靈層面：有益於情緒平衡、提升自尊、重生以及接觸前世。對於解決過去問題有幫助。

斜綠泥石 Clinochlore

型態為綠／白色、透明和黃色集合體的綠泥石，有時候會是晶體的型態。

常見別名：綠龍晶（seraphinite）

常見產地：俄羅斯

相關星座：金牛座

脈輪：心輪

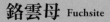

療癒性質

適合關係和滋養。

生理層面：穩定危急
狀況。

情緒／心靈層面：有益於
靈性之愛以及跟天使、守護者
連結。對於改善骨折和對未知的恐懼有幫助。

鉻雲母 Fuchsite

為含有鉻內含物的雲母，因此是綠色。型態可能是層疊的薄板狀結晶或是集合體，偶爾是厚板狀結晶。

常見產地：巴西

相關星座：水瓶座

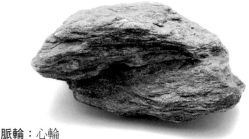

脈輪：心輪

療癒性質

有利於做出正確的決定。

生理層面：有利於心臟、脊椎和肌肉健康。對於改善腕隧道症候群和皮膚狀況有幫助，用於濕疹特別有效。可幫助身體康復。

情緒／心靈層面：有利於保持平靜。對於單相思和情緒復原有幫助。

不可製成水晶水。

符山石 Idocrase

一般為集合體和短柱狀晶體，顏色包含綠色、黃色、紅色、藍色、棕色、粉色和白色。

常見別名：維蘇威石（vesuvianite）

常見產地：義大利

相關星座：射手座、摩羯座

脈輪：心輪

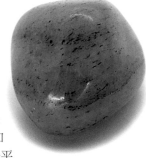

療癒性質

能提供保護，有益於提升勇氣、警覺危險、合作、發明、發現新事物和心理平衡。

生理層面：對嗅覺、牙齒琺瑯質健康有益，提升營養吸收能力。對於皮膚龜裂（例如因濕疹而龜裂）和憩室炎有幫助。

情緒／心靈層面：有益於提升同情心和超感應力。對於靈性旅程、憤怒、抑鬱和恐懼有幫助。

東菱玉 Aventurine

一種有雲母內含物的石英，因而有閃亮或反光的效果。通常是綠色，還可能會有藍色、白色、紅色／桃紅色和棕色。

常見產地：巴西、印度

相關星座：牡羊座

脈輪：心輪

療癒性質

有利於提升創意、動力、領導力、決策力、速度和快速反應。對於緩解考試前和考試期間的壓力、促進陰陽平衡有幫助。

生理層面：有利於肌肉、肺部、心臟、腎上腺和泌尿生殖系統健康。

情緒／心靈層面：保護、安定和平撫情緒。可幫助放鬆。促進使用者與靈魂導師連結。避免「能量吸血鬼」削弱能量。

球形碧玉 Orbicular jasper

一種綠色、棕色和奶油色的不透明玉髓變種，擁有小型的圓圈紋路是其特色。

常見別名：海洋碧玉（sea jasper、ocean jasper）

常見產地：馬達加斯加

相關星座：摩羯座

脈輪：心輪

療癒性質

有利於提升責任心和耐心。

生理層面：有益於消化、排毒和預防不舒適。

情緒／心靈層面：有利於冥想和呼吸循環。對於緩解情緒壓力有幫助。

孔雀石 Malachite

常見為結晶集合體、晶簇、葡萄狀晶體，或是放射纖維狀的晶簇。顏色是綠色，常帶有各種色調的綠色和黑色帶痕。單一柱狀晶體的型態很罕見，常見的多是藍銅礦的孔雀石假晶[4]，晶體會帶有更多虎斑。

常見產地：剛果共和國、美國

相關星座：天蠍座、摩羯座

脈輪：心輪

療癒性質

有利於忍耐。

生理層面：有益於生理平衡、視力和細胞排毒。有利於胰腺、腦下垂體、血液、心臟、脾臟、牙齒和免疫系統健康。可以舒緩生產不適和促進舒適的睡眠。有殺菌作用。對於失眠、氣喘、關節炎、發炎、腫脹、組織再生、骨折、肌肉撕裂傷、癲癇、失眠、風濕病、霍亂和腫瘤有幫助。

情緒／心靈層面：帶來安定和情緒平衡。有利於夢境詮釋和冥想，對於抑鬱和躁鬱症有幫助。

軟玉 Nephrite

含有陽起石的玉變種，為集合體的型態。可能為綠色、黑色、奶油色、茶色、藍色或粉色。

常見別名：閃玉（greenstone）

常見產地：中國、美國、加拿大

相關星座：天秤座

脈輪：心輪

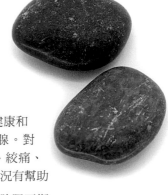

療癒性質

適合保護。

生理層面：有益於整體健康和代謝、免疫系統、腎上腺。對於改善細菌或病毒感染、絞痛、以及與壓力相關的生理狀況有幫助

情緒／心靈層面：有益於陰陽平衡。

綠簾花崗石 Unakite

由綠簾石、長石和石英三種礦物組成。

常見產地：南非

相關星座：天蠍座

脈輪：心輪

療癒性質

有利於克服自我封閉。

生理層面：幫助增重。有益於生育、懷孕和胎兒健康。

情緒／心靈層面：對情緒有益。連接海底輪和心輪，讓你可以打從心裡往前邁進。對於改善陰陽平衡和悲傷有幫助，特別是針對逝去的想法／夢／目標／概念（無論是否與失去所愛的人有關）。有益於活在當下、接受過往經驗和了解前世。

4.假象晶體（pseudomorph）：又稱假晶，在礦物學中，指某一種礦物或無機化合物已經變異為另一種礦物，故擁有不同的顏色、硬度等化學特質，但仍然保持舊有的結晶形狀。

鳳凰石 Chrysocolla

以層疊的薄板狀、葡萄狀晶體，或集合體和晶簇的型
態出現，顏色為藍色／綠色。

常見產地：祕魯、美國

相關星座：金牛座、雙子座、處
女座

脈輪：心輪

療癒性質

一種讓人「感覺更好」
的寶石，適合創意、女性性
慾、提振關係。對於喧鬧或輕浮的
人們非常有幫助。鳳凰石晶簇可以加速其他水
晶的效果。

生理層面：有益於消化和代謝、臀部、關節、胰腺、
甲狀腺、肌肉和肺部健康。對呼吸和血液含氧量有幫
助，可以增加肺活量。促進健康的胰島素分泌以及血
糖值。可避免潰瘍。對於改善關節炎、風濕、經痛、
經前症候群（PMS）、高血壓、糖尿病、肌肉痙攣、
不寧腿症候群、血液病（例如白血病）和肺部疾病（
例如氣喘、支氣管炎、肺氣腫）有幫助。

情緒／心靈層面：有益於緩解壓力、恐慌、緊張和罪
惡感。可透過重新平衡大地能量，對治癒這個星球產
生幫助。可以幫助修補破碎的心。

斜矽鋁銅 Ajoite

通常包裹在石英晶體中，以綠幽靈水晶的樣貌出現，
罕見的狀況下會是晶簇。

常見產地：南非

相關星座：處女座

脈輪：心輪

療癒性質

有益於提升創意、帶來青
春氣息、克服偏見和表達你
真實的一面。

情緒／心靈層面：帶來平靜。有利於接觸靈體。對自
我厭惡、憤怒、嫉妒和偏見有幫助。能有效以愛替代
恐懼。

綠色蛋白石 Green opal

綠色的集合體，有時會有多彩的暈色，這些顏色是因
光線在晶體結構中繞射而產生。

常見別名：祕魯蛋白石（Andean opal）

常見產地：祕魯

相關星座：牡羊座、巨
蟹座、射手座

脈輪：心輪

療癒性質

有益於覺知、解決問
題、催眠和占卜。

生理層面：有利於免疫系統健
康。對排毒和了解自身與他人的營養
需求有幫助。對著涼、流行性感冒、平衡
溫度、發燒和失溫有幫助。

情緒／心靈層面：有益於接地、心思集中、放鬆、冥
想和薩滿旅程。有利於激發和記憶夢境。

天河石 Amazonite

為綠色（通常是不透明）的微斜長石（長石的一類）
，型態為晶體和集合體。顏色從黃綠色到藍綠色都有
可能。

常見別名：亞馬遜石（Amazon jade, Amazon stone）

常見產地：巴西、俄羅斯、美國

相關星座：處女座

脈輪：心輪

療癒性質

一種讓人「感覺更好」
的寶石，有益於創造
力。

生理層面：有利於心臟、神
經和神經系統。對思覺失調症有
幫助。

情緒／心靈層面：能讓人舒緩和安定。對氣場有益。
可緩解壓力、緊張和心煩意亂。

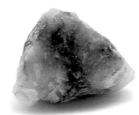

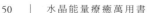

巴西石 Brazilianite

為短條紋柱狀晶體，無色或綠色。

常見產地：巴西

相關星座：摩
羯座

脈輪：心輪

療癒性質

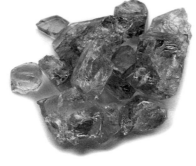

對渴望和關係有
益。能促進做決
定和應對決策。

生理層面：對於
發燒、中暑、熱
衰竭、敏感肌膚和曬傷有幫助。

情緒／心靈層面：和緩地抒解受困的情緒與能量。

磷氯鉛礦 Pyromorphite

綠色、黃色、棕色或橘色的六角柱狀晶體、晶簇、葡
萄狀結構或集合體。

常見產地：英國、中國

相關星座：牡羊座、
獅子座、射手座

脈輪：心輪

療癒性質

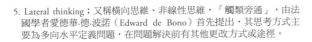

有利於提升幽默
感和踏上新的開
始。

生理層面：有益於牙齦健康。對於缺乏維他命B、畏
寒和牙齦疾病有幫助。

情緒／心靈層面：帶來自信。

不可製成水晶水。

水砷鋅礦 Adamite

有玻璃光澤的黃綠色片狀晶體或晶簇。

常見產地：墨西哥

相關星座：巨蟹座

脈輪：心輪

療癒性質

有益於事業成功、財富、表達、水平思考法[5]、智力和
內在力量。

生理層面：有益於心臟、肺部、喉嚨和內分泌腺的健
康。

情緒／心靈層面：有益於改善整體情緒。

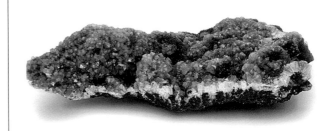

綠紋石 Green calcite

顏色從亮翠綠色到淡綠色的集合體。

常見產地：墨西哥

相關星座：巨蟹座

脈輪：心輪

療癒性質

生理層面：有利於預防或治療感染。

情緒／心靈層面：平緩情緒；對於焦慮、恐慌症有幫
助。有助於應付別人針對自
身花費的嘲笑。

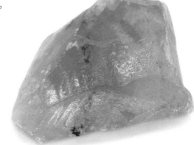

---

5. Lateral thinking；又稱橫向思維、非線性思維，「觸類旁通」，由法
　國學者愛德華·德·波諾（Edward de Bono）首先提出，其思考方式主
　要為多向水平定義問題，在問題解決前有其他更改方式或途徑。

祖母綠 Emerald

這種綠色的寶石是綠柱石變種。

常見產地：哥倫比亞（寶石等級）、巴西（一般商用等級）

相關星座：牡羊座、金牛座、雙子座

脈輪：心輪

療癒性質

帶來活力，有益於記憶力、耐心和誠信。

生理層面：有利於成長、平衡、視力和生育能力。有益於腎臟、肝臟、總膽管、骨骼、牙齒、心臟和免疫系統健康。對於改善肝機能障礙綜合症、蚊蟲叮咬、高血壓、氣喘、發炎、黃疸、細菌和病毒感染、痠痛以及心絞痛有幫助。有殺菌能力。

情緒／心靈層面：有助於控制壞脾氣。

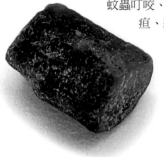

透視石 Dioptase

亮翠綠色的柱狀晶體和集合體。

常見產地：納米比亞、剛果共和國、俄羅斯、美國

相關星座：天蠍座、射手座

脈輪：全部

療癒性質

帶來活力、富足和平衡。對於改變、更新想法和活在當下有幫助。

生理層面：有利於營養均衡，促進肺部、免疫系統、心臟、循環系統和腹部健康。有益於嬰兒發展。幫助了解病因。對於血壓、腹瀉、噁心、大腸激躁症、潰瘍、梅尼爾氏症、暈眩、愛滋病、靜脈曲張、心絞痛和疼痛有幫助。

情緒／心靈層面：帶來陰陽平衡、有益於前世接觸及情緒穩定。對於克服壓抑有幫助。

鈣鉻榴石 Uvarovite

翠綠色的石榴石變種。

常見產地：俄羅斯

相關星座：水瓶座

脈輪：心輪

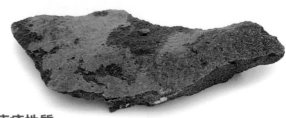

療癒性質

促進清晰思考。

生理層面：有利於排毒以及心臟、肺部健康。對於性冷感、酸中毒、白血病和腎臟、膀胱感染有幫助。

情緒／心靈層面：對靈魂有益，可帶來安定感。對於緩解孤寂有幫助。可以用來尋找雙生靈魂或靈魂伴侶。

葡萄石 Prehnite

型態通常為大量葡萄狀／球狀結構、層疊的片狀、柱狀等。有綠色、黃色、白色和棕色。

常見產地：澳洲

相關星座：天秤座

脈輪：心輪、眉心輪

療癒性質

適合用於占卜、預言、視覺化、激發靈感和進入心流狀態。

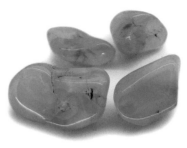

生理層面：有利於結締組織、腎臟和膀胱健康。對改善貧血和痛風有幫助。

情緒／心靈層面：有利於冥想、冷靜、放手和找到人生真實的靈性道路。對於躁動、作夢及夢境回溯有幫助。

銀星石 Wavellite

常見為球狀、針狀晶體、晶簇和集合體的型態。可能是無色、綠色、白色、黃色、棕色、黑色或藍色。

常見產地：美國

相關星座：水瓶座

脈輪：心輪

療癒性質

對直覺、選擇和做決策有幫助。有利於能量流動。

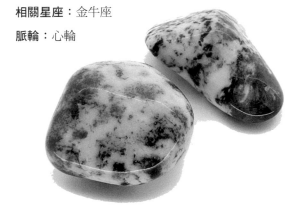

生理層面：可以在你健康時繼續維持健康狀態。有益於體液；對改善皮膚炎有幫助。

樹紋瑪瑙 Tree agate

不透明的瑪瑙集合體，有像樹葉般的綠色和白色花紋。

常見產地：印度

相關星座：金牛座

脈輪：心輪

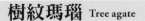

療癒性質

幫助你看到凡事美好的一面。有益於栽種植物；對園丁很有用。

情緒／心靈層面：擁有絕佳的冷靜效果。對於改善驚嚇、創傷和與小我相關的事件有幫助。

鮑文玉 Bowenite

晶粒狀的綠色葉蛇紋石集合體。

常見別名：透蛇紋石（new jade、tangawaite、tangwaite）、綠玉（greenstone，此別名僅用於紐西蘭，通常綠玉所指稱的是軟玉，為不一樣的礦石）

常見產地：中國、美國

相關星座：水瓶座

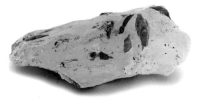

脈輪：心輪

療癒性質

以「戰士寶石」著稱——可保護你免於敵人的傷害。帶來愛、友誼、與祖先連結、商務成功，並幫你達成個人目標和野心。在搬家時很有用，能幫你清除過往的阻礙。對於清除自我建立的阻礙有幫助。促進改變和冒險。有助於尋找靈魂伴侶。

生理層面：有利於降低膽固醇，促進心臟、生育能力和DNA／RNA健康。可減緩懼高症。

情緒／心靈層面：適合用於冥想。對於減緩悲傷、低落和過往創傷有幫助。

磷鋁石 Variscite

會以集合體、礦瘤、晶簇和正八面晶體的形式出現。顏色為各種色調的綠色，罕見的狀況會有紅色。

常見產地：澳洲、美國

相關星座：金牛座、雙子座、天蠍座

脈輪：心輪

療癒性質

有利於男性氣質。對事業發展有幫助。

生理層面：有利於胚胎健康。有益於神經系統、陰莖、睪丸、前列腺健康，和改善皮膚彈性。對於改善腹脹、脹痛、血液流動和性無能有幫助。

情緒／心靈層面：平靜，帶來情緒穩定。幫助緩解絕望感。

綠玉髓 Chrysoprase

綠色或黃色（檸檬黃）的玉髓變種。

常見產地：澳洲

相關星座：天秤座

脈輪：心輪

療癒性質

一種讓人「感覺更好」
的寶石。有益於整體心
理健康和療癒。幫助你
看穿心理迷障。有益於
提升敏捷靈巧。

生理層面：有利於生育和脾臟、心臟健康。對於思覺
失調症和壞血病有幫助。

情緒／心靈層面：有利於陰陽平衡、冥想、身心平
衡、自我接納和接納他人。對於緩解焦慮、低落、恐
懼、焦慮精神官能症、壓力、自卑、心碎和批判態度
有幫助。可克服高傲和優越感。

鈣鋁榴石 Grossularite

綠色的石榴石變種，也可能是無色、黃色、棕色、紅
棕色、紅色、橘色、白色灰色或黑色。

常見產地：馬拉威

相關星座：巨蟹座

脈輪：心輪

療癒性質

有益於理性思考。

生理層面：有利於生育（如果用於冥想）。對缺乏維
他命A有幫助。

情緒／心靈層面：對於
爭執和爭議有幫助。

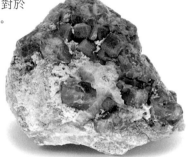

黝簾石 Zoisite

為集合體和有條紋的柱狀晶體。可能是無色、綠色、
棕色、紅色、黃色、白色、薰衣草紫；藍色被稱為丹
泉石，粉紅色則稱錳黝簾石。

常見產地：巴基斯坦、坦尚尼亞、辛巴威、蘇格蘭

相關星座：雙子座

脈輪：心輪

療癒性質

對改善懶惰和散漫
有益。

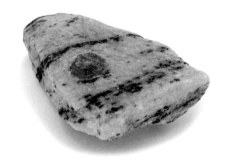

生理層面：有利
於心臟、脾臟、
胰腺和肺部健康。

情緒／心靈層面：對消除負面思考有幫助。

紅寶黝簾石 Anyolite

為紅寶石晶體生長於黝簾石集合體而成。

常見別名：紅綠寶石（zoisite、 ruby）

常見產地：坦尚尼亞

相關星座：雙子座、巨蟹座、獅子座、天蠍座、射手
座

脈輪：心輪、頂輪

療癒性質

對心靈和活力有益。

生理層面：有益於心臟健康。在診斷疾病時很有用。
在你整個人筋疲力竭時有幫助。

情緒／心靈層面：對於調整意識狀態、心靈能力和與
靈魂溝通有幫助。

橄欖石 Peridot

小型綠色柱狀晶體和集合體，還會有紅色、棕色和黃色。

常見別名：翠綠橄欖石、貴橄欖石（chrysolite、olivine）

常見產地：阿富汗、巴西、加那利群島、巴基斯坦、俄羅斯、斯里蘭卡、美國

相關星座：獅子座、處女座、天蠍座、射手座

脈輪：心輪

療癒性質

一種讓人「感覺更好」的寶石，有益於提升自我、心理健康與療癒。可提供對於外在感染的保護力。對於改善懶惰有幫助，可以打破行為模式和循環。

生理層面：有益於結腸、心臟、肺部、脾臟、胰臟、腸道、肝臟和膽囊健康。對於消化和排毒有幫助。可拿來調理身體狀況。激發勞動時的專注度。對於改善散光、近視、曬傷、中毒、上癮、酒精上癮、腸胃炎、癌症、胃酸過多、大腸激躁症、克隆氏症、潰瘍和體重增加有幫助。

情緒／心靈層面：有益於從冥想中獲得啟發。對於緩解壓力、憤怒、嫉妒、抑鬱、情緒障礙和嗜睡有幫助。

苔紋瑪瑙 Green moss agate

透明或半透明的綠色、白色或無色的瑪瑙集合體，有苔蘚般的花紋。也可能是紅色、黃色、棕色、黑色或藍色。

常見產地：印度

相關星座：處女座

脈輪：心輪

療癒性質

有益於帶來財富，和幫助新作物成長。

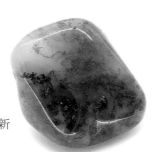

生理層面：有益於淨化和排毒；有利於消化系統、免疫系統和眼睛健康。對改善脫水、真菌感染、感冒及流行性感冒症狀和皮膚病有幫助。

情緒／心靈層面：釋放受困的情緒；對解除焦慮、壓力和緊張有幫助。

綠柱石 Beryl

結晶為六角柱形，偶爾一些結晶的前端會呈尖角狀。顏色為奶油黃、奶油綠、綠（祖母綠）、白、藍（海水藍寶）、黃／金（金綠柱石）、粉紅（摩根石）或無色（透綠柱石）。

常見產地：非洲、巴西、巴基斯坦、俄羅斯

相關星座：牡羊座、雙子座、獅子座、雙魚座

脈輪：頂輪、太陽輪

療癒性質

帶來適應力、行動力、直覺、智慧和活力。可以幫助你發揮潛能。適合用在靈性儀式中。可參考不同類型綠柱石擁有的治癒能力。

生理層面：有利於神經系統和胰腺健康。緩和打嗝。

情緒／心靈層面：有助於平衡情緒和改善腎上腺疲勞症。

綠螢石 Green fluorite

為綠色正立方體、正八面體或菱形十二面體的晶體和集合體。

常見產地：中國、英國

相關星座：摩羯座、雙魚座

脈輪：心輪

療癒性質

清除空間裡的負面能量。

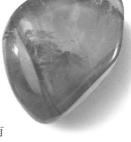

生理層面：有益於腹部、腸道和結腸健康。對舒緩結腸炎、胃灼熱、反胃和喉嚨痛有幫助。

情緒／心靈層面：有益於淨化脈輪；有助於緩和情緒不適。

綠碧璽 Verdelite

綠色的碧璽變種。

常見產地：巴西、巴基斯坦

相關星座：摩羯座

脈輪：心輪、眉心輪

療癒性質

帶來富足、創意和成功。對腦部有益，帶來想法、創意和內心平靜。對藥草學家有幫助，可以幫助他們執行工作。

生理層面：有益於眼睛、心臟、胸腺和免疫系統健康。有助於緩解便祕和減重。

情緒／心靈層面：對感受有整體性的幫助。帶來同理心。幫助視覺化。對減少負面思緒和受虐創傷有幫助。

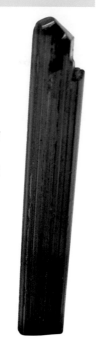

捷克隕石 Moldavite

綠色的黑隕石，來自於隕石墜落地球表面時，隕石本身及地球因衝擊力道熔化而成，導致此礦石的成分重組為自然的玻璃材質（元素部分來自地球、部分來自太空）。

常見別名：摩達維石（valtava）

常見產地：僅產於捷克

相關星座：全部

脈輪：眉心輪、心輪

療癒性質

帶來心理平衡。開啟心靈新的可能性。適合新的體驗。

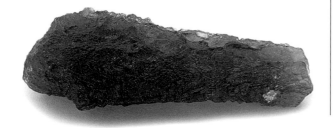

生理層面：可施行溫和的滋補，為身體帶來平衡。

情緒／心靈層面：促進心靈狀態調整（例如：冥想、作夢、催眠）。有益於超感受力。

綠紫晶 Prasiolite

綠色的紫水晶變種，因為地下水裡的礦物質而變成綠色。

常見產地：巴西

相關星座：天蠍座、摩羯座

脈輪：心輪

療癒性質

生理層面：適合用來了解疾病成因。

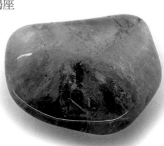

情緒／心靈層面：有益於與自然連結、往內心深處探索，或在冥想時觸及內在深處（你可能不會喜歡，但這對是你很好的），幫助你找到內在核心和自我。矯正錯誤的成長。

翠綠鋰輝石 Hiddenite

綠色的紫鋰輝石變種。

常見產地：巴基斯坦

相關星座：天蠍座

脈輪：眉心輪

療癒性質

有益於提升智識和促進學習。

生理層面：有益於肺部健康；能幫助診斷。

情緒／心靈層面：有助於提升靈性領域的理解。可以用來消除氣場中淤積的負面能量。

粉紅色 Pink

粉色條紋瑪瑙 Pink banded agate

帶有粉色、白色（偶爾出現灰色）條紋或紋樣的瑪瑙變種。

常見產地：波札那

相關星座：金牛座、天蠍座

脈輪：心輪、本我輪

療癒性質

有益於提升女性特質、創意、養育、尋找解決之道以及注意細節。

生理層面：有益於神經系統健康。幫助排毒。

情緒／心靈層面：帶來宇宙之愛。對緩解抑鬱和壓力有幫助。

錳方解共生黃鐵礦 Manganoan calcite

有粉色和白色條紋的集合體。

常見別名：含錳方解石（mangano calcite）

常見產地：祕魯

相關星座：巨蟹座

脈輪：心輪

療癒性質
生理層面：幫助睡眠。

情緒／心靈層面：帶來愛、和平、平靜和休息。舒緩受虐的傷害、創傷、夢魘和焦慮。

鈷方解石 Cobaltoan calcite

一般為晶簇殼、球形集合體的型態，偶爾會是結晶。通常會出現在孔雀石附近。

常見別名：球菱鈷礦（cobalocalcite）

常見產地：剛果共和國、摩洛哥

相關星座：巨蟹座

脈輪：心輪、喉輪、眉心輪、頂輪

療癒性質

情緒／心靈層面：幫助你看到人事物美好的一面、在人生道路上發現並學習課題。幫助你發掘內在真實以及人生目的。抽出內在和情緒傷痛。促進表達情緒的能力。

鈷華 Erythrite

顏色為粉色（淺粉紅到紫色）和灰色混雜，型態為刃狀、球形集合體（通常外層會覆蓋晶叢），和稜柱形晶體。

常見產地：摩洛哥

相關星座：金牛座、處女座、摩羯座

脈輪：喉輪

療癒性質

有益於溝通力和洞察力。

生理層面：有益於皮膚、骨骼、骨髓和紅血球健康。對發炎和喉嚨感染有幫助。

不可製成水晶水。

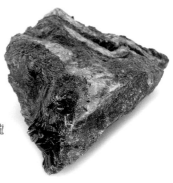

異性石 Eudialyte

粉色的石榴石變種，常常與其他礦石夾雜。

常見產地：俄羅斯

相關星座：牡羊座

脈輪：心輪

療癒性質
生理層面：有
益於改善眼睛
疾病。

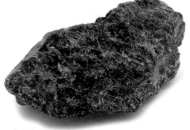

情緒／心靈層面：有益
於舒緩情緒、敞開心房，以及連結童年時期、過去或
前世。帶來超感觀知覺（ESP）、自愛和原諒。和蛻變
石英（metamorphosis quatz）一起使用可以降低改變帶
來的不適。

紫鋰輝石 Kunzite

粉色的鋰輝石變種，型態為扁平柱狀晶體，有許多垂
直的擦痕。也有可能是透明、紫紅色、藍色、綠色（
翠綠鋰輝石）或黃色。晶體可能會有兩個或三個不同
顏色。

常見產地：阿富汗

相關星座：牡羊座、金牛
座、獅子座、天秤座、
天蠍座

脈輪：心輪

療癒性質
一種讓人「感覺
更好」的寶石，有
利於愛、表達和流動（可以為你排除路途上的障礙）。
可以消除環境中的負面能量，並作為保護罩。

生理層面：有益於女性性慾、心臟、血壓、皮膚和肺
部健康。幫助荷爾蒙分泌並帶來年輕的外貌。對改善
上癮症戒斷、戒煙、經前症候群（PMT）和經痛有幫
助。可移除會帶來生理不適的能量阻礙。

情緒／心靈層面：帶來平靜。有助於自我尊重、回歸
本心以及冥想。對慾望、掌控、強迫症行為、不成
熟、抑鬱和各種與壓力相關的症狀有幫助。

摩根石 Morganite

粉色的綠柱石變種。

常見產地：巴西、巴基斯坦

相關星座：天秤座

脈輪：心輪

療癒性質
帶來智慧和清晰的思
緒，幫助你用不同的
角度看事情。有助於
節省時間。在靈性儀
式中很有用。

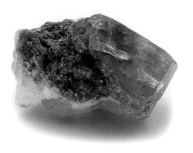

生理層面：有益於生理治療以及提升血液含氧量。
對胸腔病症有幫助，例如氣喘、肺氣腫和肺結核
（TB）。

情緒／心靈層面：帶來平靜。有益於愛、冥想和接觸
靈魂導師。能幫助填補心中因為破碎的人際關係或死
亡造成的空虛。對改善種族歧視和性別歧視有幫助。

粉紅蛋白石 Pink opal

粉色的集合體，有時候會出現暈色。

常見產地：祕魯

相關星座：巨蟹座

脈輪：心輪

療癒性質
有益於清空思緒。

生理層面：有益於肺部、脾臟、心臟和結締組織健
康。對改善糖尿病和低血糖有幫助。讓皮膚光滑。

情緒／心靈層面：帶來自我療癒、重生、靈性覺醒、
修復和愛。能讓人平靜下來，對改善行為模式和暴力
舉動有幫助。

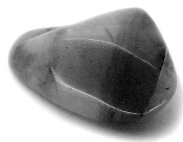

草莓晶 Strawberry quartz

粉色的石英變種，顏色像壓碎的草莓。

常見產地：南非

相關星座：天秤座

脈輪：心輪、頂輪

療癒性質

幫助你看見任何狀
況中的真實。

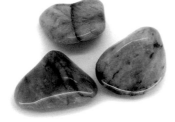

情緒／心靈層面：
有利於愛。將你不再使用的能量引導出去，帶來內心
平靜、冷靜和放鬆的睡眠。

粉晶 Rose quartz

粉色結晶集合體，偶爾會出現六角柱狀晶體。

常見產地：巴西、印度、馬達加斯加、南非

相關星座：金牛座、天秤座

脈輪：心輪

療癒性質

放大創意力和想像力。有
益於寫作、藝術和音樂。

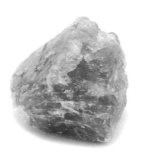

生理層面：能改善氣色、
帶來年輕的外表，有益於
生殖和月經週期。有益於
腎上腺、心臟、血液、
代謝、循環和脾臟健康。對改善一般的疼痛、皺紋、
氣喘、暈眩、咳嗽、感冒、靜脈曲張和燒傷（包含曬
傷）有幫助。可以平衡性驅力，並對性挫折者有幫
助。可幫助排毒。

情緒／心靈層面：冷靜。有益於帶來原諒、愛、浪漫
情感和美好的人際關係。可以強化女性能量和質量。
對危機、恐懼、憤怒、壓力、緊張、害怕、罪惡感、
悲傷、不適應、嫉妒、怨恨和情緒受傷的感受有幫
助；對釋放童年的經驗和情緒有幫助。如同為情緒洗
一次放鬆的泡泡浴。

紅紋石 Rhodochrosite

常見為集合體、晶簇、葡萄狀結構，罕見的狀況會是
小型柱狀晶體。顏色從淡粉紅色到深紅色、黃色、橘
色和棕色不等。如果紅紋石經過轉鼓拋光，通常會有
粉色和白色帶狀紋路。

常見產地：阿根廷

相關星座：獅子
座、天蠍座

脈輪：心輪

療癒性質

帶來勇氣。對提
升記憶、熱情、性慾和創作音
樂有幫助。

生理層面：有利於脾臟、心臟、循環和腎臟健康。對
延緩老化和改善慢性疲勞症候群（ME）有幫助。促進
嬰兒的健康發展。

情緒／心靈層面：有益於流動和陰陽平衡。對精神崩
潰、腎上腺疲勞症候群和情緒創傷有幫助。

玫瑰榴石 Rhodolite

粉色／紅色的石榴石變種。

常見產地：墨西哥、美國

相關星座：獅子座

脈輪：海底輪、心輪

療癒性質

有利於直覺和靈感。

生理層面：有益於心臟和肺部健康。

情緒／心靈層面：能帶來平靜，適合用於冥想、沉思
和導引傳訊。有助於能量在身體內流動。對釋放能量
阻礙有幫助。

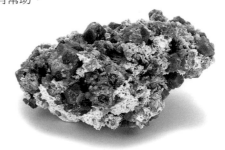

薔薇輝石 Rhodonite

粉色或紅色的片狀結晶和集合體,也會有綠色、黃色和黑色的;通常會有錳金屬的內含物,因此帶有網狀黑色線條。

常見產地:澳洲、英國康瓦爾、馬達加斯加、南非、美國

相關星座:金牛座

脈輪:心輪

療癒性質
有益於促進心理平衡、注意細節、提升記憶力和創作音樂(特別是與紅紋石一起使用時)。

生理層面:有利於心臟和骨骼健康。對改善思覺失調症、慢性疲勞症候群(ME)、肺氣腫、關節炎、光線敏感和喉嚨感染有幫助。

情緒╱心靈層面:能帶來平靜,有利於陰陽平衡、提供無私的靈性之愛、提升自尊和敏感度。強化對於感受真實世界的愛。對改善焦慮、精神不安、困擾、腎上腺疲勞症候群和矛盾有幫助。

菱鋅礦 Smithsonite

型態為晶簇、集合體、葡萄狀結構、偏三角面體和菱面體結晶。顏色包含粉色、綠色、藍色、薰衣草紫、紫色、棕色、黃色和偏灰的白色。

常見產地:納米比亞

相關星座:處女座、雙魚座

脈輪:心輪

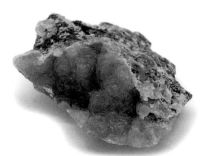

療癒性質
有益於提升領導能力和解決爭端(讓一切平緩)。帶來活力。對踏上新的開始有幫助。

生理層面:有益於消化和血管、免疫系統和鼻竇健康。對改善斑點、酒精成癮和骨質疏鬆有幫助。

情緒╱心靈層面:帶來平靜感、喜樂、和善、洞察力和超感應力。

錳黝簾石 Thulite

粉色的黝簾石變種。

常見產地:挪威、美國

相關星座:金牛座、雙子座

脈輪:心輪

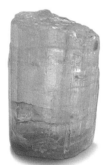

療癒性質
平靜且溫和的寶石,對演員有很大的幫助。促進口才,並對改善漫無目的、虛榮和自負有幫助。

生理層面:對缺乏鈣質和胃腸脹氣有幫助。

情緒╱心靈層面:幫助你找到內在自我和人生道路。

鋰電氣石 Elbaite

粉色的碧璽變種。

常見產地:巴西

相關星座:天秤座

脈輪:心輪

療癒性質
有助於提升覺知、創意和踏上新開始。

生理層面:對荷爾蒙平衡、心臟、肺部和皮膚健康有幫助。對改善體弱多病的狀況有助益。

情緒╱心靈層面:對任何形式的愛有益,包含靈性方面的愛。對破壞行為以及修復破碎的心有幫助。

彩虹色 Rainbow

彩虹色寶石通常包含多種礦物質，因此同時反射出不同顏色。下面將介紹一系列多色寶石，例如經常出現多種顏色的瑪瑙和縞瑪瑙。

鮑魚貝 Abalone Shell

一種海生軟體動物的殼，包含許多礦物質，因此會產生多種明亮的顏色。

常見別名：貼貝殼（paua shell）、海蛋白石（sea opal，注意不要與人工蛋白石相混淆，因為人工蛋白石也會被稱為海蛋白石）

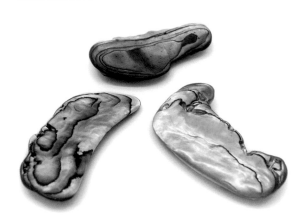

常見產地：海洋環繞的大陸，澳洲、日本、紐西蘭、美國、越南

相關星座：巨蟹座、天蠍座、水瓶座、雙魚座

脈輪：喉輪

療癒性質

有助於展現力量、女性特質及看見美麗之處。

生理層面：有益於雙眼健康。強化排毒。幫助減少生理緊張並建立身體的力量。對改善白內障和晝盲（視力在光亮下不佳）有幫助。

情緒／心靈層面：有益於愛、放鬆和釋放情緒。強化與祖先的連結。

火瑪瑙 Fire agate

瑪瑙以卵石的型態出現時，常會因為內含褐鐵礦薄層而呈現棕色，並帶著火焰般的暈色。

常見產地：墨西哥

相關星座：牡羊座

脈輪：眉心輪

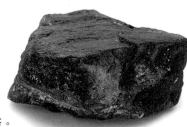

療癒性質

有益於帶來靈感和提升行動力。
提供保護罩。

生理層面：對雙眼很好，能提升視力和夜間視力。

情緒／心靈層面：有益於提升情緒控制、洞察力、與靈魂連結的能力和靈性。對克服恐懼有幫助。

斑銅礦 Bornite

型態為有銅紅色爍光的金屬集合體，因為空氣氧化和潮濕，產生藍色／綠色／金色／紫色。

常見別名：孔雀銅礦（peacock ore、peacock rock）、紫銅礦（purple copper、purple ore）

常見產地：墨西哥

相關星座：巨蟹座

脈輪：全部

療癒性質

有益於創意表達並去除自我受限的障礙。

生理層面：有益於鹽份平衡、生理能量和腎臟健康。有利於嬰兒發展健康。對改善胃酸過多、癲癇、發燒、痛風、腫脹、貧血和心絞痛有幫助。可以緩和腎上腺素分泌。

情緒／心靈層面：有益於強化快樂、喜悅、活在當下、情緒能量、重生和左右腦平衡。能協助補充脈輪能量。對悲傷有幫助並能加速因果的運作。

拉長石 Labradorite

含有鈉長石的斜長石集合體，有時會是球形結晶的型態。有可能是無色、灰綠色、淺綠色、藍色或灰白色。明亮的藍色、紅色、金色和綠色爍光，是來自於光線因寶石內含的金屬而產生繞射。

常見別名：黑色月長石（black moonstone）、拉不拉多月光石（Labrador moonstone、Labrador feldspar）、光譜石（spectrolite）

常見產地：加拿大、馬達加斯加、挪威

相關星座：獅子座、天蠍座、射手座

脈輪：頂輪

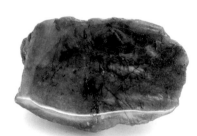

療癒性質

有益於提升精神敏銳度、智力、左右腦活動、靈感、直覺和原創性。讓你可以一次看到許多可能。有益於科學分析。

生理層面：有益於消化和雙眼健康。對消除疣有幫助（透過握著、輕輕搓揉或碰觸寶石）。

情緒／心靈層面：讓魔法發生。能穩定氣場，並強化能量在氣場與脈輪間的流動。對減緩不安全感、焦慮和壓力有幫助。

彩虹黑曜石 Rainbow obsidian

有多種顏色的火山玻璃。

常見產地：墨西哥

相關星座：天秤座

脈輪：海底輪

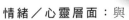

療癒性質

在占卜和預言時有幫助。

情緒／心靈層面：與大自然、你的內在自我連結，看到每件事情美好的一面、帶來快樂和提升氣場。有助於壓力舒緩。

蛋白石 Opal

為擁有多種顏色的集合體，包含常見的白色、粉色、黑色、米白色、藍色、黃色、棕色、橘色、紅色、綠色和紫色，有時候會有多色的暈色——這是因為光線在結晶體內繞射產生。一般蛋白石沒有繞射光柵[6]的結構，因此透明無色。

常見產地：澳洲、祕魯、美國

相關星座：巨蟹座、天秤座、天蠍座、雙魚座

脈輪：心輪、喉輪、頂輪

療癒性質

有益於提升創意、靈感、想像力和記憶力。

生理層面：有益於腎臟、雙眼、視力和循環系統健康。幫助排毒。對改善感染、糖尿病、發燒、帕金森氏症和霍亂有幫助。在生產時很有幫助。

情緒／心靈層面：能激發好與壞的特質，並使壞的浮現出來，讓你可加以處理。有利於所有靈性活動和薩滿靈視的進行。對緩解壓抑有幫助。

礫背蛋白石 Boulder opal

生長在鐵礦石和砂岩裂縫，或包覆於母岩表層的蛋白石變種。

常見別名：昆士蘭蛋白石（Queensland opal）

常見產地：澳洲

相關星座：處女座、天秤座、天蠍座

脈輪：喉輪

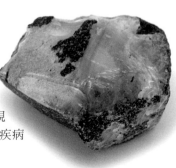

療癒性質

有益於提升性吸引力、忠誠、希望、純真和讓心靈透澈。

生理層面：有益於視力。保護使用者免於疾病侵擾。

情緒／心靈層面：有益於提升情緒安全感、靈性發展、內在美、預言能力、前世回溯和強化氣場。將潛意識帶進意識狀態。

火蛋白 Fire opal

火紅色的蛋白石變種。

常見產地：澳洲、墨西哥

相關星座：巨蟹座、獅子座、天秤座、射手座、雙魚座

脈輪：眉心輪

療癒性質

有益於提升直覺、洞察力，並為生活帶來多樣性。

生理層面：能帶來能量，有益於視力和中樞神經系統健康。對改善肺氣腫有幫助。

情緒／心靈層面：有利於緩解過度勞累、腎上腺疲勞症候群，並適用於冥想、精神力和所有靈性能力。

豹紋流紋岩 Leopard skin rhyolite

流紋岩變種。

常見別名：豹紋碧玉（Leopard skin jasper）

常見產地：墨西哥

相關星座：射手座

脈輪：海底輪

療癒性質

生理層面：加速遺傳物質複製，因此非常適合用於促進嬰幼兒發展。適用於術後療癒。

情緒／心靈層面：有益於提升自我療癒、幫助薩滿和與圖騰動物連接／溝通。

注意：這種寶石會促進所有病毒及細菌的增長速度，所以不要在後天免疫系統不全症（HIV／AIDS）、癌症或病毒、細菌感染的患者身上使用。

黃銅礦 Chalcopyrite

以正八面體結晶、集合體，或是有楔形面的四面體結晶的型態出現。顏色有金色、藍色、綠色和紫色，通常會有明亮的暈色。顏色是因為表面天然氧化而來，摩擦可能會讓明亮的顏色消失而顯出灰色的石頭原貌。

常見產地：巴西、墨西哥

相關星座：摩羯座

脈輪：頂輪

療癒性質

有利於覺知能力。因為會促進「氣」的流動，適用於武術和療癒方面。

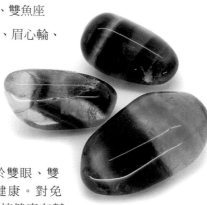

生理層面：有益於肺和遺傳物質健康。對改善支氣管炎、發燒、感染、腦瘤和化療副作用有幫助。能促進頭髮生長，幫助排毒。

情緒／心靈層面：平衡能量氣場並移除能量阻礙。對所有靈性能力都有幫助。適合用於冥想和與宇宙連結（幫助你達到、維持高峰經驗）。

彩虹螢石 Rainbow fluorite

螢石的變種，型態為正立方體或正八面體的集合體。

常見產地：中國

相關星座：摩羯座、雙魚座

脈輪：心輪、喉輪、眉心輪、頂輪

療癒性質

對於維持專注有幫助，特別是要處理複雜事務時。

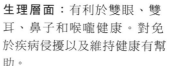

生理層面：有利於雙眼、雙耳、鼻子和喉嚨健康。對免於疾病侵擾以及維持健康有幫助。

6.指表面上有溝槽或刻痕，為造成繞射的條件。

鈦石英 Titanium quartz

與鈦金屬和鈮金屬結合的石英結晶。

常見別名：火光石英（flame aura quartz、rainbow quartz、rainbow aura quartz、aura quartz、royal aura）

常見產地：阿肯色州（美國）或米納斯吉拉斯（巴西）

相關星座：全部

脈輪：全部

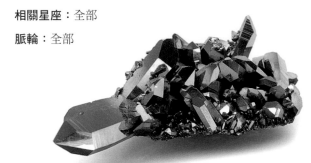

療癒性質

能讓人「感覺更好」的水晶。有利於改變、做出生涯決策，以及從其他人的觀點看事情。

生理層面：避免疾病。有利於體液。對改善發燒、脫水、水腫、骨癌、後天免疫不全症候群和多發性硬化症有幫助。

情緒／心靈層面：當你覺得雜亂時讓你回歸情緒中心。有益於冥想。促進能量流動，並幫助你找到生命中的自我真實道路。幫助你看到氣場。

纏絲瑪瑙 Sardonyx

內含紅玉髓的縞瑪瑙變種，有黑色、紅色、棕色、白色和透明無色的帶狀紋路。

常見產地：印度

相關星座：牡羊座

脈輪：本我輪

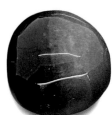

療癒性質

有益於社交、婚姻和其他同居關係。帶來勇氣、好運，並保護你免於犯罪事件。

情緒／心靈層面：對於改善遲疑有幫助。

西瓜碧璽 Watermelon tourmaline

綠色或藍色的碧璽，擁有佔據整個或部分晶體的粉色或紅色核心。

常見產地：巴西、巴基斯坦

相關星座：雙子座、處女座

脈輪：心輪

療癒性質

能讓人「感覺更好」的寶石，有利於帶來愛、樂趣、幽默，以及在任何狀態下看到有趣的那一面。對改善過於慎重或過於輕率有幫助。反向西瓜碧璽有益於促進溝通和旅行。

生理層面：有益於心臟和肺部健康（核心是白色的萊姆綠碧璽，更是對各種心臟相關病症有益）。反向西瓜碧璽有利於促進反射作用和食物消化，並且對遭遇意外事故有幫助。

情緒／心靈層面：對情緒和高我有益。對緊張有緩解作用。反向西瓜碧璽有利於促進平穩性和共時性。萊姆綠碧璽非常溫和平靜，特別適用於平穩情緒。

鐵虎眼 Tiger iron

虎眼石、碧玉和赤鐵礦結合而成，擁有黃色／棕色、紅色和黑色／灰色的帶狀紋路。

常見產地：澳洲

相關星座：獅子座

脈輪：海底輪

療癒性質

適合用於藝術活動，帶來創意和活力。鼓舞生存本能。

生理層面：有益於肌肉和血液的健康。對缺乏維他命B和貧血有幫助。幫助產生類固醇。

多色 Multicolored

瑪瑙 Agate

集合體型態的玉髓變種，通常有多種顏色的帶狀紋路或圖樣
（請見個別瑪瑙介紹）。

常見產地：全世界

相關星座：雙子座

脈輪：請見個別瑪瑙

療癒性質

有益於平衡性能量，促進在關係裡的忠誠
性，並幫助使用者發揮天賦才能。

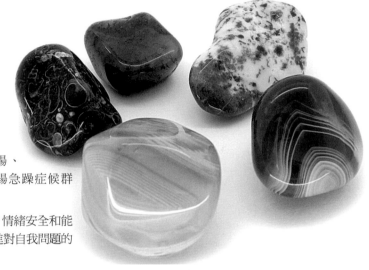

生理層面：有益於視力和淋巴系統、結腸、
胰腺和循環系統健康。對改善腸胃炎、大腸急躁症候群
（IBS）、脹氣和靜脈曲張有幫助。

情緒／心靈層面：有利於建立導引傳訊通道、情緒安全和能
量。強化氣場並可作為保護罩。在冥想時可促進對自我問題的
診斷。

玉髓 Chalcedony

集合體型態的石英變種，有礦物質內含物，因此會出
現各種顏色，例如白色、粉色、藍色和紅色（雖然在
理論上玉髓可以是各種顏色）。其他類型包含瑪瑙、

雞血石、紅玉髓、綠玉髓、燧石、碧玉、縞瑪瑙、
紅縞瑪瑙和矽化木。

常見產地：全世界

相關星座：巨蟹座、射手座

脈輪：隨種類及顏色而不同

療癒性質

適合在靈性儀式中使用。對養育有幫助，能促進
心靈的穩定。

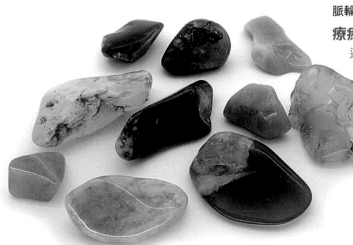

生理層面：有益於骨髓健康。幫助減
緩用藥成癮和其他成癮行為、強迫
症（OCD）、衰老、癡呆、肥胖和
體重減輕。

情緒／心靈層面：有利於陰陽平
衡、改善壓力和易怒狀況。促進心靈
感應能力。

7. 即粉色／紅色在外，綠色／藍色在內的西瓜碧璽。

縞瑪瑙 Onyx

擁有不同顏色色層的玉髓變種，可能為黑色、灰色、
白色、藍色、棕色、黃色、紅色和橘色。

常見產地：印度

相關星座：獅子座

脈輪：海底輪

療癒性質

有益於做決定。為家庭帶來好運和幸福。

生理層面：有益於骨髓和雙腿健康。

情緒／心靈層面：對悲傷和缺乏自我控制力有幫
助。幫助你控制情勢。有利於陰陽平衡、與「
神」接觸，並讓你與你的根源連結。

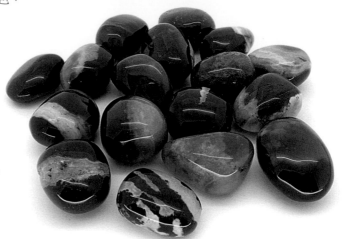

碧玉 Jasper

不透明的玉髓變種，可能為紅色、黃色、綠色、棕
色、藍色或紫色，有時候會有混合的顏色和紋樣，包
含魔凱石、球形碧玉、角礫碧玉（brecciated jasper）、
有黃鐵礦內含物的星光碧玉（starry jasper）以及風景碧
玉（picture jasper）。

常見產地：全世界

相關星座：獅子座

脈輪：海底輪（也可見個別碧玉）

療癒性質

有益於探測術和診斷。能幫助你達到目標。

生理層面：對避免患病有幫助。在你因為一些小病徵
覺得不適時，可以使用。有益於神經、膀胱、脾臟、
腹部、腎臟、肝臟、膽管、嗅覺健康和礦物質平衡。
對於改善支氣管炎、背痛、抽筋、脹氣、感冒、流行
性感冒、黃疸和多發性硬化症（MS）有幫助。在禁食
期間有幫助。

情緒／心靈層面：對減輕孤寂感有幫助，可以保持精
神良好。有益於陰陽平衡和氣場。

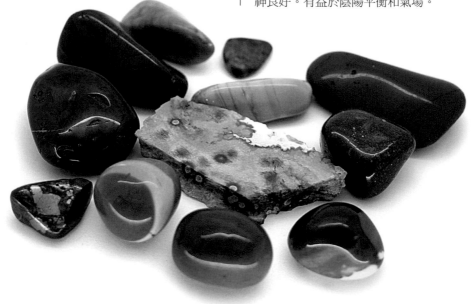

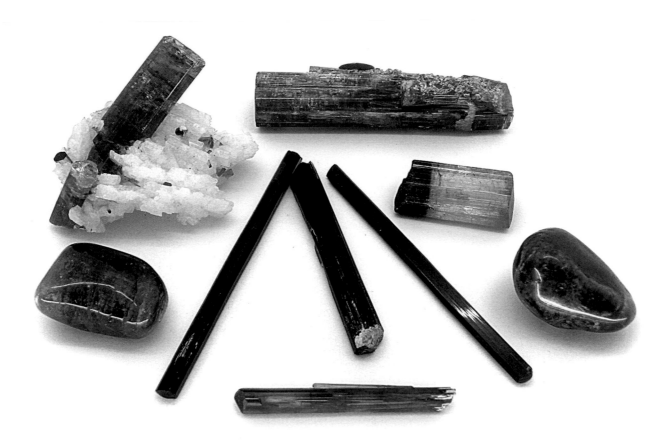

垂直條紋的斜方晶體，類別包含綠碧璽、藍碧璽（indicolite）、粉紅鋰電氣石、紅鋰電氣石、黃碧璽、黑色碧璽（schorl）、棕色鈉鎂碧璽（dravite）、內粉外藍綠的西瓜碧璽（或外粉內藍綠）、雙色的、三色的、有白色核心的萊姆綠碧璽，無色碧璽（achroite）和薰衣草紫（新發現的變種）。

常見產地：巴西、巴基斯坦

相關星座：天秤座

脈輪：全部（請見個別種類）

療癒性質

有益於啟發靈感、連結、覺察、創意、面對新挑戰和提升溝通技巧。用在大笑瑜伽或團體活動時很有幫助。強化治癒能力，提供各種保護，從意外事件到惡靈侵擾皆可。碧璽治療棒可集中能量至最需要的地方，也對正面信念和氣場治療有益。若是雙色或三色碧璽，則兼有複數顏色所代表的治癒能力。

生理層面：有利於心理健康和療癒。有利於消化系統和膀胱與淋巴系統健康。對思覺失調症和低血壓有幫助。有助於排毒。

情緒／心靈層面：回歸平靜，有利於帶來自信、平衡和排除障礙。對減緩恐懼、阻礙、受害者心理、負面情緒、崩潰、對於他人的想法過於擔憂有幫助。能釋放心中的不安和煩躁。對內在自我、陰陽平衡、氣場、所有心靈能力和左右腦活動有益。

螢石 Fluorite

正立方體、正八面體或十二面體的晶體或集合體。顏色包含紫色、透明、藍色、綠色、黃色、棕色、粉色、紅色、黑色和彩虹螢石，其中可能有綠色、紫色、藍色、透明／無色的帶狀條紋。

常見別名：氟石（fluor spar）

常見產地：中國、歐洲、墨西哥、南非、英國、美國

相關星座：摩羯座、雙魚座

脈輪：眉心輪

療癒性質

能幫助心智專注，並從混亂中理出秩序。有益於做出決策、保持專注和提升人際關係。

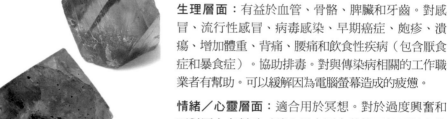

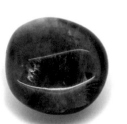

生理層面：有益於血管、骨骼、脾臟和牙齒。對感冒、流行性感冒、病毒感染、早期癌症、皰疹、潰瘍、增加體重、背痛、腰痛和飲食性疾病（包含厭食症和暴食症）。協助排毒。對與傳染病相關的工作職業者有幫助。可以緩解因為電腦螢幕造成的疲憊。

情緒／心靈層面：適合用於冥想。對於過度興奮和面對壓力有幫助（讓心思在壓力狀態下仍可以有效運作）。

流紋岩 Rhyolite

長石和石英的混合體，有許多顏色的紋路，包含白色、灰色、紅色（豹紋流紋岩）和綠色（雨林碧玉）。

常見產地：墨西哥

相關星座：射手座

脈輪：海底輪

療癒性質

有利於改變、提升創造力和找到問題的解答。

生理層面：有益於靜脈健康、提升耐力和肌肉張力。洞察造成不舒適的原因。對畏寒、皮疹和缺乏維他命B有幫助。

情緒／心靈層面：有利於陰陽平衡。幫助你了解過往事件的癥結，並找到時間冥想。

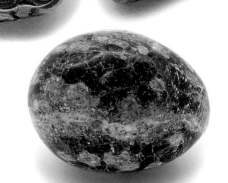

方解石 Calcite

型態為集合體、鐘乳石狀、偏三角面體和菱面體結晶。常見的顏色有綠色、藍色、黃色、金色、橘色、透明（冰洲石）、白色、棕色、粉色、紅色、黑色和灰色。

常見產地：全世界

相關星座：巨蟹座

脈輪：全部（請見個別種類）

療癒性質

能讓人「感覺更好」的寶石，對教學和學習有幫助，特別是藝術和科學領域。有益於從宏觀角度看事情。

生理層面：有益於腎臟、胰臟和膀胱健康。對骨骼成長和缺鈣狀況有幫助。

情緒／心靈層面：平靜、有利於情緒以及陰陽平衡。對改善壓力、過於熱情和害怕有幫助。有益於進行靈界旅行或導引傳訊。

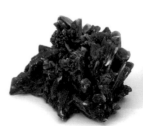
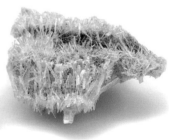

紅鋅礦 Zincite

型態為六角柱狀晶體、集合體和層疊的片狀，可能是無色、紅色、橘色、黃色或綠色。

常見產地：波蘭

相關星座：金牛座、天秤座

脈輪：海底輪、本我輪

療癒性質

有益於人際關係，能帶來活力、個人力量、創意，可排除能量障礙、讓心智透澈以及帶來洞察力。能創造療癒的環境，而且在團體中使用有幫助。

生理層面：有益於頭髮、皮膚、前列腺健康和穩定神經脈衝。

情緒／心靈層面：有助於情感宣洩。

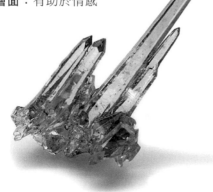

石膏 Gypsum

型態常為集合體、纖維狀、柱狀、針狀和平板狀結晶。可能為白色、無色／透明、綠色、棕色／黃色、灰色、粉色、藍色、紅色、棕色、黑色或橘色。透石膏是一種石膏的結晶體；雪花石膏是一種集合體；石膏是一種纖維型態。

常見產地：全世界

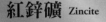

相關星座：牡羊座

脈輪：頂輪

療癒性質

帶來好運。有利於人生繼續向前邁進。在靈性儀式中很有用。

生理層面：有益於提升生育能力和皮膚彈性。對改善乾癬有幫助。可強化骨骼。

情緒／心靈層面：有利於施作魔法和進行靈性連結。

藍色 Blue

藍紋瑪瑙 Blue lace agate
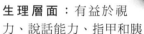

有藍色和白色帶狀紋路的瑪瑙變種。

常見產地：南非

相關星座：雙魚座

脈輪：喉輪

療癒性質

增進各類型的溝通。

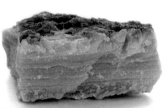

生理層面：有益於視力、說話能力、指甲和胰腺健康。對改善關節炎、口吃、水腫、神經壓迫、皮膚生長和骨折／斷骨有幫助。製成水晶水可舒緩眼睛疲勞。

情緒／心靈層面：擁有溫柔且平和的特性。可以帶來平衡和穩定情緒。提高你的精神層面並增強靈性訊息的溝通接收，有助於靈療能力的點化（attunement）。

天使石 Angelite

藍色／白色礦瘤、集合體，偶爾會是晶體。

常見產地：祕魯

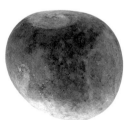

相關星座：水瓶座

脈輪：喉輪

療癒性質

有益於覺知、提供保護（製成水晶水）以及安全感。對於工作需要碰到數字的人有幫助。增進各層面的溝通。

生理層面：有利於五感、喉嚨、胸腺、血管和血紅蛋白健康。可作為驅蟲劑（為外用水晶水時）。有助於改善感染性疾病。

情緒／心靈層面：安撫悲傷，並對緩和憤怒有幫助。增進與靈體的溝通。對連結你的天使、守護者和圖騰動物有幫助。可幫助導引通訊的進行。有益於通靈、靈魂出竅、重生、心靈治療、靈療，以及帶來平衡。

海水藍寶 Aquamarine
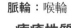

藍色／綠色的綠柱石變種。

常見產地：阿富汗、巴西、納米比亞、巴基斯坦、美國

相關星座：牡羊座、雙子座、雙魚座

脈輪：喉輪

療癒性質

保護旅行者。有益於腦部健康和提升智力。對學習、溝通和增加勇氣有幫助。建立忍耐力和責任心。促使事情發生。

生理層面：有益於腎臟、淋巴、體液、血液、牙齒和眼睛健康。對改善腺體腫大、水腫和傷口腫脹有幫助。增進視力。有助於在炎熱氣候中調降體溫。

情緒／心靈層面：帶來平靜、惻隱之心、靈性察覺和發展，並且能發覺真實自我。對改善批判的態度有幫助。可以帶領你連結內在自我及高我，並有利於集中心智和冥想。能溫柔地解除脈輪中阻礙的能量。用於視覺化練習時可清理負面能量。

藍銅礦 Azurite

為天藍色或淡藍色的集合體、礦瘤型態，罕見的狀況會是片狀和柱狀晶體。

常見別名：石青（blue malachite）

常見產地：中國、摩洛哥、美國

相關星座：射手座

脈輪：喉輪

療癒性質

強化創意力。常被稱為「天堂的石頭」。

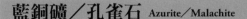

生理層面：有益於血液濃度和神經系統健康。對改善關節炎有幫助。

情緒／心靈層面：對心靈能力有幫助。能幫助你表達情感、思緒和靈訊。可以帶來惻隱之心和同情心。

藍銅礦／孔雀石 Azurite／Malachite

兩種礦石的綜合體，型態為集合體或晶體。

常見產地：中國、摩洛哥、美國

相關星座：射手座、摩羯座

脈輪：眉心輪、心輪

療癒性質

請見藍銅礦和孔雀石。能突顯個性，帶來自由，以及思考和心靈上的彈性。對改善自我中心、自負、高傲和虛榮有幫助。

生理層面：有益於關節／柔軟度、皮膚、骨頭、牙齒、心臟、循環、膽囊和肝臟健康。對於防止及治療壓力造成的狀況有幫助，例如潰瘍和氣喘。

情緒／心靈層面：適合用於冥想；能讓人體悟到最深刻的改變往往是最簡單的那些。對於緩解焦慮有幫助。

藍色方解石 Blue calcite

以藍色集合體的型態出現。

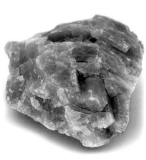

常見產地：墨西哥

相關星座：巨蟹座

脈輪：喉輪

療癒性質

對聲音和溝通有益處。

生理層面：有益於咽喉健康。對改善「專注力失調及過度活躍症」（ADHA）和喉嚨感染有幫助（例如喉嚨發炎）。

情緒／心靈層面：能讓心靈平靜。

水矽釩鈣石 Cavansite

藍色和白色的斜方晶體，有時會是花朵狀型態。

常見產地：印度

相關星座：水瓶座

脈輪：眉心輪

療癒性質

能讓人「感覺更好」的寶石，有益於激發新想法。

生理層面：有利於眼睛、牙齒和血液健康。對改善骨質疏鬆有幫助。

情緒／心靈層面：有益於所有心靈能力。能協助防止療癒者接收療癒對象的痛苦，或把療癒對象的問題帶回家。

藍玉髓 Blue chalcedony

淡藍色的玉髓變種。

常見產地：南非

相關星座：巨蟹座、射手座

脈輪：喉輪

療癒性質

對溝通有益。

生理層面：對於戒除酒精成癮有幫助。

情緒／心靈層面：有利於處理童年時期的問題。能強化情緒表達。

天青石 Celestite

各種深淺的藍色片狀斜方晶體、礦瘤和集合體；也可能以白色、黃色、橘色、紅色和紅棕色晶體的型態出現。

常見英文別名：Celestine

常見產地：馬達加斯加

相關星座：雙子座

脈輪：眉心輪

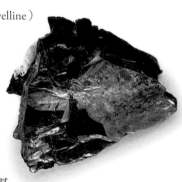

療癒性質

有利於創意表達、演講和讓思緒清晰，特別是針對複雜的想法。有助於發揮崇敬的愛以及天賦。

生理層面：有益於聽力。對減緩生理疼痛、精神疾病和眼疾有幫助。幫助排毒。

情緒／心靈層面：有益於放鬆、作夢和夢境回顧、冥想、靈魂出竅及陰陽平衡。對壓力、擔憂、絕望和夢魘有幫助。與天使有非常強的連結。

藍礬 Chalcanthite

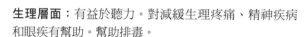

非常美麗的藍色扁平晶體、集合體、鐘乳石和纖維。天然晶體非常罕見，但很容易以人工方式生成——即便是在車庫裡製作也可以。藍礬易溶於水，因此在清潔的時候要非常小心（存放時要避免潮濕和日曬的空間）。

常見產地：美國（但到處都可以用人工製成）

相關星座：水瓶座

脈輪：喉輪

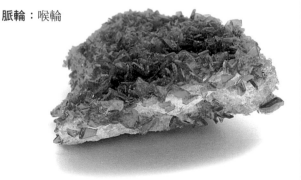

療癒性質

有利於演講技巧和各種溝通。幫助你達到目標並做出抉擇。

生理層面：對改善關節炎、水腫和生殖疾病有幫助。能降低自由基和膽固醇。

不可製為水晶水。

銅藍 Covellite

型態為板狀體、集合體，有時候是晶體。靛藍色，有時候會有彩紅色的暈色。

常見別名：靛銅礦（covelline）

常見產地：美國

相關星座：射手座

脈輪：眉心輪

療癒性質

有利於自我內省、淨化心靈，並幫助你與自己的內在對話。對改善虛榮和解決問題有幫助。能讓魔法發生，使美夢成真。

生理層面：有益於眼睛、耳朵、鼻子、嘴巴和喉嚨健康。對生產過程和癌症有幫助。能幫助排毒。

情緒／心靈層面：對心靈能力、冥想和重生有益。

不可製為水晶水。

藍線石 Dumortierite

以藍色和粉色／棕色集合體的型態出現。

常見產地：馬達加斯加

相關星座：獅子座

脈輪：眉心輪

療癒性質

幫助你與自己對話。帶來持久力和耐力。

生理層面：有益於韌帶和肌腱健康。幫助你了解病因。

情緒／心靈層面：帶來平和的自信。對於過分興奮和過分固執有幫助。

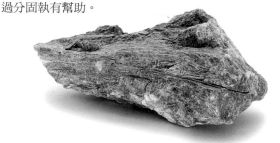

藍螢石 Blue fluorite

為螢石的變種，型態為正立方體或正八面形集合體。

常見產地：中國

相關星座：摩羯座、雙魚座

脈輪：喉輪

療癒性質

對演說有幫助。

生理層面：有益於鼻子、淚腺、內耳和喉嚨健康。

情緒／心靈層面：能帶來平靜。有利於靈魂溝通。

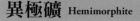

異極礦 Hemimorphite

常見為葡萄狀型態、板狀結晶以及各式集合體（包含扇形）；有可能是無色、藍色、綠色、灰色或白色。

常見產地：中國

相關星座：天秤座

脈輪：喉輪

療癒性質

能讓人「感覺更好」的寶石，可以帶來好運和創意。

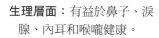

生理層面：對血液有益。對改善潰瘍、疼痛、中毒、嘔吐和性病有幫助。有助於節食和減重，能幫助使用者維持健康。

情緒／心靈層面：帶來自信。對改善自私、自我和憤怒有幫助。

菫青石 Iolite

集合體和短柱狀晶體，擁有多色性。顏色包含藍色、棕色、黃色、紫羅蘭色、灰色和綠色。

常見別名：水藍寶石（water sapphire、cordierite、dichroite）

常見產地：印度

相關星座：天秤座、射手座、金牛座

脈輪：眉心輪

療癒性質

有益於人際關係和金錢管理。能觸發無痛的改變。對改善不負責任有幫助。

生理層面：有益肝臟健康。能避免疾病。對瘧疾和發燒症狀有幫助，也幫助減重和排毒。有人認為它能讓你在飲酒時不會有任何副作用。

情緒／心靈層面：能減緩情緒依附，有益於陰陽平衡、氣場、出體經驗、薩滿靈視和薩滿旅程，並且幫助你活在當下。對引導冥想過程中的視覺化有幫助。

藍蛋白石 Blue opal

藍色集合體，有時候會出現暈色。

常見別名：祕魯蛋白石（Andean opal）

常見產地：祕魯、加拿大

相關星座：金牛座、巨蟹座

脈輪：喉輪

療癒性質

有利於「隱藏存在感」，因此常被稱為「小偷寶石」。能激發創意，有利於溝通和說出內心話的勇氣。可以促進解決問題以及與他人連結。

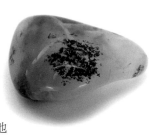

生理層面：有益於代謝和鐵質平衡。對缺鐵／鐵質過多、虛弱、疲勞和掉髮有幫助。

青金石 Lapis lazuli

型態為岩石、正立方體或正十二面體的晶體和集合體。幾乎都會含有青金石（lazurite）[8]、方解石和黃鐵礦。

常見產地：阿富汗、智利

相關星座：射手座

脈輪：眉心輪

療癒性質

能讓人「感覺更好」的寶石，帶來活力、智慧、心理韌性和創意表達。促進發揮天賦才能。能改善沒有條理的狀況。

生理層面：有益於免疫系統、喉嚨、胸腺、甲狀腺、耳咽管、骨骼和骨髓健康。對改善失眠、暈眩、頭暈、失聰和骨骼疼痛有幫助，例如背痛。幫助排毒。此水晶可以幫助預防病痛以及修復肌肉、骨折和斷骨。

情緒／心靈層面：有利於放鬆、人際關係、夢境、陰陽平衡和所有心靈能力。對抑鬱有幫助。

拉利瑪 Larimar

以集合體型態出現的針鈉鈣石（pectolite）變種，經常形成放射狀集合體。顏色包含藍色、綠色、灰色和紅色（幾乎都帶有白色）。

常見別名：海紋石、針鈉鈣石

常見產地：多明尼加共和國

相關星座：獅子座

脈輪：心輪

療癒性質

生理層面：有益於軟骨、頭髮和雙腳健康。

情緒／心靈層面：擁有溫和的療癒能量，可以平撫情緒並幫助你看到真實的自我。讓你自物質世界的成癮問題中解放。有益於大地療癒。對減緩罪惡感和侵略性有幫助。

彼得石 Pietersite

一種虎眼石變種。金色／棕色或灰色／藍色，通常都會存在於同一個樣本中。

常見產地：南非、納米比亞

相關星座：獅子座

脈輪：眉心輪

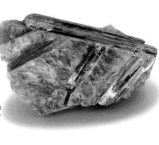

療癒性質

有益於創意和性。讓你可以看到每件事情美好的一面。

生理層面：有益於松果體、腦下垂體（以及其他內分泌腺）、新陳代謝、消化、血壓和體溫平衡。能促進生長。對發燒和失溫有幫助。能釋放因為在電腦螢幕前工作導致的疲勞。

情緒／心靈層面：對創意視覺化練習和引導冥想時的視覺化過程很有幫助。有接地的效果。對減緩恐懼有幫助。可以協助接觸阿卡西紀錄。

藍晶石 Kyanite

型態為刃狀晶體、集合體和纖維狀產出。顏色包含藍色、黑色、灰色、白色、綠色、黃色和粉色。

常見產地：巴西

相關星座：牡羊座、金牛座、天秤座

脈輪：喉輪

療癒性質

對毅力、理性思考、心理持久力、歌聲和溝通有益。能幫助你「自信為自己發聲」。在神聖儀式中很有用。

生理層面：有益於喉嚨、肌肉、神經系統、腺體和腦部健康。

情緒／心靈層面：帶來平衡和靜謐。校準脈輪。有利於陰陽平衡、回顧和理解夢境、靈性覺察、釋放能量阻礙、與靈魂導師連接以及開始冥想。對靈療能力的點化有幫助。

藍石英 Blue quartz

透明或白色的石英，其中有藍碧璽內含物。注意：還有其他礦物也叫做藍石英，但並非這裡所指涉種類。

常見產地：現今只產於巴西的米納斯吉拉斯州（Minas Gerais）

相關星座：金牛座、天秤座

脈輪：喉輪

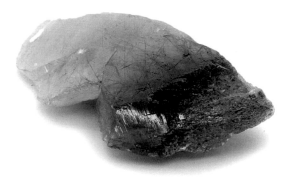

療癒性質

帶來自力更生的能力、自發性、快樂、覺知、活力和幸福。

生理層面：有益於脾臟、內分泌系統、血液健康和新陳代謝。

情緒／心靈層面：有利於情緒平衡、覺知和能量轉換。帶來與人群、宇宙、靈魂與神的祝福和連結。幫助進行任何層面上的溝通，讓你可以表達內心所想。將問題帶上檯面以協助釐清，同時讓你可以接地。對緩解憤怒、內向、擔憂和焦慮有幫助。有助於心靈感應能力和塔羅牌解讀。提高在占卜時的洞察力。

水光水晶 Aqua aura

一種與黃金結合的石英晶體，帶來美麗、幾乎透明藍色晶體和晶簇。

常見產地：美國（可能來自阿肯色州）或巴西

相關星座：獅子座

脈輪：眉心輪、喉輪

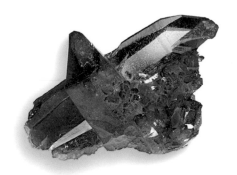

療癒性質

能讓人「感覺更好」的寶石，有利於溝通和保護。

情緒／心靈層面：有益於氣場和所有通靈能力。對緩解負面悲觀、抑鬱、傷心、失去和悲傷有幫助。

藍寶石 Sapphire

剛玉變種，有許多顏色，但不包含紅色（紅寶石）、黃色（東方黃玉）、綠色（東方祖母綠）、紫色（東方紫水晶）、粉色和白色。

常見產地：斯里蘭卡、馬達加斯加、泰國、印度

相關星座：處女座、天秤座、射手座

脈輪：眉心輪

療癒性質

有益於抱負、夢想和目標的實踐。帶來直覺、喜樂、趣味和智慧。

生理層面：有益於腹部、心臟、荷爾蒙和腺體健康。對延緩老化，改善背痛、流血、感染、反胃和淋巴腺熱有幫助。有止血的功用。

情緒／心靈層面：有益於情緒平衡、控制慾望、靈性連結、看到凡事美麗的一面、以及接觸靈魂導師。對緩解抑鬱、心胸狹窄及不快樂有幫助。藍寶石是所謂的「紀錄保存者」的水晶，因此在連結、接收靈性智慧時非常有幫助，包含阿卡西紀錄和出體經驗。

有星狀光芒的星彩藍寶石（Star sapphires）會更強化以上特質。

---

8. Lazurite和Lapis lazuli為不同礦物，但國內一般混用青金石這個譯名。

藍矽銅礦 Shattuckite

以集合體或纖維狀型態出現的藍色纖矽銅礦變種。

常見產地：美國

相關星座：射手座、水瓶座

脈輪：喉輪、眉心輪

療癒性質

有益於溝通。

生理層面：水晶水可用於調理一般性的小病痛。對改善血友病和扁桃腺炎有幫助。有助於凝血。

情緒／心靈層面：有利於通靈、導引傳訊、自動書寫、塔羅、符文和任何占卜，包含羊內臟占卜術。能幫助你創造自我真實。

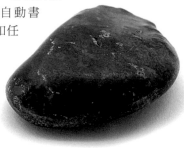

蘇打石 Sodalite

藍色或藍色與白色的集合體、礦瘤，罕見的狀況下會出現正十二面體或六角形柱狀晶體。也有可能是無色、灰色、綠色、黃色、白色或紅色。

常見產地：巴西

相關星座：射手座

脈輪：眉心輪

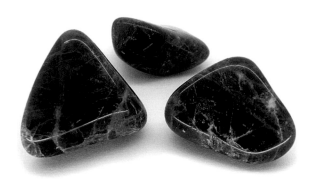

療癒性質

有利於想法、觀點、創意表達和韌性。很適合用於團體中。

生理層面：有益於生理平衡，以及促進代謝系統、淋巴系統的健康。對於改善高血壓、失眠、自閉症、老化、糖尿病和缺鈣有幫助。可幫助嬰兒發展。

情緒／心靈層面：有利於帶來內心平靜、自我尊重、心理健康和療癒，以及促進表達自己的感受。對緩解困惑、不適應、心理不安、過於敏感和恐懼有幫助。

丹泉石 Tanzanite

為黝簾石的變種，型態為集合體或柱狀條紋晶體。可能是藍色、黃色、灰色／藍色或紫色。

常見產地：坦尚尼亞

相關星座：雙子座、天秤座、射手座

脈輪：喉輪、眉心輪、頂輪

療癒性質

有益於溝通。

生理層面：有利於皮膚和雙眼健康。對改善筋疲力竭有幫助。

情緒／心靈層面：有益於冥想、視覺化、使用魔法和所有心靈能力。可幫助你接觸靈魂導師。

鷹眼石 Hawk's Eye

藍色的虎眼石變種。

常見產地：南非

相關星座：摩羯座

脈輪：眉心輪、喉輪

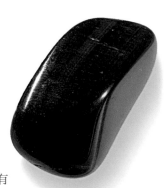

療癒性質

生理層面：有利於喉嚨、咽頭健康和促進腸蠕動。對治療喉炎有幫助。

情緒／心靈層面：對所有的心靈能力有助益。對改善雜亂無章有幫助。

藍色拓帕石 Blue Topaz

型態為藍色柱狀晶體和鵝卵石。

常見產地：阿富汗、巴西

相關星座：射手座、處女座

脈輪：喉輪

療癒性質

有利於進行清晰
的溝通。

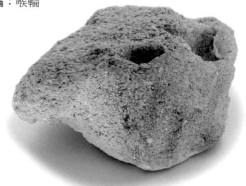

生理層面：有利
於身體平衡。

情緒／心靈層面：有益於
身心靈的平衡。對改善高傲
和強迫式熱情（obsessive passion）[9]有幫助。

藍碧璽 Indicolite

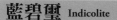

藍色的碧璽變種。

常見產地：巴西、巴基斯坦

相關星座：金牛座、天秤座

脈輪：喉輪、眉心輪

療癒性質

有益於改善環保問題和拯救植物。對溝通、直
覺、想法和創意有幫助。讓你能「有自信地為自己發
聲、走出自己的路」。

生理層面：有利於肺部、喉嚨、喉頭、食道、胸腺、
甲狀腺、雙眼和腦部健康。

情緒／心靈層面：對所有心靈能力
都有幫助。

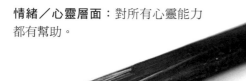

綠松石 Turquoise

藍色、綠色或藍／綠色的集合體、晶殼，罕見的狀況
會是小且短的柱狀晶體。

常見產地：中國、緬甸、西藏、美國

相關星座：天蠍座、射手座、雙魚座

脈輪：喉輪

療癒性質

保護旅行者（無論是國內或海外旅行）以及財產，也
讓你免於意外。有利於創意表達、勇氣、溝通、智
慧、同情心、浪漫、愛和友情。對公開演講和寫作有
幫助。能排除汙染。讓你可以看到凡事美麗的一面。

生理層面：是多用途的身體療癒好物。對肌肉、循環
系統、肺部、喉嚨和營養吸收有益處。能改善一般性
的身體不適、關節炎、風濕病、骨骼疼痛（例如背
痛）、流行性感冒、過敏、氣喘、支氣管炎、呼吸、
組織再生、增加體重、脹氣、頭痛、揮鞭式創傷、暈
機、白內障、傷口、術後恢復，以及與壓力相關的皮
膚病（以水晶水的形式）。幫助排毒。能緩和輻射導
致的有害影響。

情緒／心靈層面：有利於情緒平衡、冥想（帶來高峰
經驗）、靈魂接觸、所有心靈能力、出體經驗、提升
靈性、內心安寧和陰陽平衡。能為你帶來心靈洞察，
看清自己的人生道路。對改善不信任和負面思緒有幫
助。

---

9. 指個體基於特定目的（如社會觀感、家庭期待等）從事活動，容易因為內在壓力而無法停止進行。

紫羅蘭色 Violet

紫黃晶 Ametrine

紫水晶和黃水晶的混合體，顏色是紫色和金色。

常見產地：玻利維亞

相關星座：天秤座

脈輪：太陽輪、頂輪

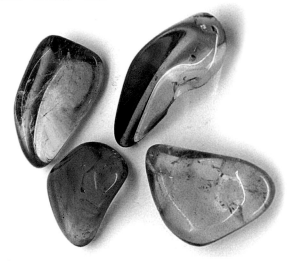

療癒性質

帶來和平與寧靜。有益於帶來靈感、創意和改變。移除生理、心理、情緒和靈魂上的障礙。克服偏見、無知和阻礙。

生理層面：修復損傷的DNA。對器官移植有幫助。

情緒／心靈層面：促進對靈性領域的理解。加速冥想過程（你可以用更短的時間達到最深或最高層次的境界）。有益於出體經驗、陰陽平衡和氣場。能釋放緊張。

紫龍晶 Charoite

紫羅蘭色的集合體，有時會有白色石英和黑色錳礦內含物。

常見產地：俄羅斯

相關星座：天蠍座、射手座

脈輪：頂輪

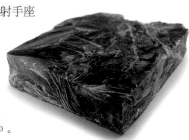

療癒性質

有利於直覺、分析、看見機會、往前邁進和增加注意廣度（attention span）[10]。

生理層面：有益於降低脈搏速率，促進雙眼與心臟的健康。對改善一般的疼痛、頭痛、肝受損（肝硬化）、胰臟受損、自閉症和注意力不足過動症（ADHD）有幫助。能幫助排毒。

情緒／心靈層面：有益於進行冥想和超感視覺。能促進你活在當下。對打破不想要的循環、釋放舊有關係、將你的靈性經驗帶進現實世界有幫助。

紫螢石 Purple fluorite

紫色的螢石變種。

常見產地：中國、墨西哥、英國、美國

相關星座：摩羯座、雙魚座

脈輪：頂輪

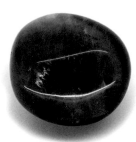

療癒性質

有利於溝通和學習（靈魂上或實際生活上的）新課題。

生理層面：有利於骨骼和骨髓健康。對大多數深度靈魂層面上的不舒適有幫助。

鋰雲母 Lepidolite

常以集合體和層疊的板狀（或書頁狀）、短柱狀和片狀晶體的型態出現。可能為無色、薰衣草紫（粉色到紫色）、黃色、灰色或白色。

常見產地：巴西

相關星座：天秤座

脈輪：心輪、眉心輪

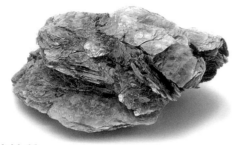

療癒性質

有益於學習、研讀、改變和覺知。對產出豐收的作物量有幫助。

生理層面：有益於消化和促進神經健康。對生產過程很有幫助。能改善肌腱炎、抽筋、便祕、心律不整、成癮症和皺紋。

情緒／心靈層面：能帶來平靜。有益於帶來出體經驗和重生。對減緩不信任、抑鬱、壓力（以及相關症狀）、成癮性格和狀態轉換（例如死亡／瀕死）有幫助。

精靈水晶 Spirit quartz

紫水晶（紫色）或白水晶（白色）的變種，有時候會有橘色／棕色的鐵礦內含物或表面帶有點狀痕跡。

常見產地：南非

相關星座：處女座、摩羯座、水瓶座、雙魚座

脈輪：頂輪

療癒性質

帶來耐心、富足和歸屬感。適合用於團體和工作環境。有益於體育活動和建立團隊。能提供保護。

生理層面：有益於生育。對改善皮膚過敏和排毒有幫助。

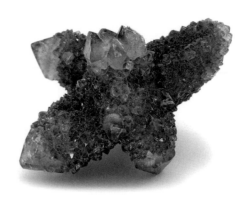

情緒／心靈層面：釋放並重振情緒。有利於提升超感官知覺、流動、自尊心，對冥想、靈魂出竅、重生和作夢有幫助。促進與自我內在／高我、黑暗面、過往經驗和前世的接觸。對緩解孤獨、悲傷、執念和恐懼成功有幫助。

舒俱徠石 Sugilite

紫羅蘭色的集合體，罕見的狀況會是細小晶體。

常見別名：杉石、蘇紀石、南非國寶石（lavulite、royal lavulite、royal azel）

常見產地：南非

相關星座：處女座

脈輪：頂輪

療癒性質

有益於心理平衡，帶來自信、創意和勇氣。讓特立獨行的人可以表達自我。

生理層面：有益於整體療癒，以及促進不舒適時的身心連結。有利於腎上腺、松果體和腦下垂體健康。在大多數疾病的治療上都有幫助，特別是癲癇。可以緩解頭痛（把寶石拿近疼痛點）以及生理上的不舒服（用手握著寶石）。對改善孩童的學習障礙有幫助，包含閱讀障礙。

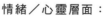

情緒／心靈層面：
有益於靈性之愛、靈魂接觸和找到生命道路。對緩解敵意、憤怒、嫉妒、原諒、偏見和絕望有幫助。

---

10. 指在複數訊息同時呈現的情形下，個體能夠注意到的訊息數量。

白色／透明 White／clear

硬石膏 Anhydrite

透明／灰色／白色的片狀晶體或集合體。

常見產地：墨西哥

相關星座：巨蟹座、天
蠍座、雙魚座

脈輪：本我輪、
太陽輪

療癒性質

生理層面：有利於身體的力量和耐力。對喉嚨很好。
對水腫和腫脹有幫助。

情緒／心靈層面：有益於接受和釋放過往事件。可以
幫助你面對並理解臨終過程。

魚眼石 Apophyllite

正立方體和錐狀晶體、晶簇和集合體。常見為白色或
無色，罕見的狀況會出現綠色。可以參考沸石。

常見產地：印度

相關星座：雙子座、天秤座

脈輪：眉心輪、頂輪

療癒性質

有益於旅行、尋
找真相和提升腦
力。如果是錐狀晶體
的型態，對保存食物有
幫助。

生理層面：有益於視力。錐狀晶體可
以幫助身體恢復青春活力。

情緒／心靈層面：有利於進行反思、出體經驗、水晶
球問卜和提升超視覺力。幫助你連結靈魂，並在冥想
結束後，心靈繼續維持冥想狀態。

阿賽斯特萊石 Azeztulite

一種無色／白色的石英變體，有鈹金屬的痕跡。

常見產地：美國

相關星座：全部

脈輪：全部

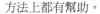

療癒性質

幫助你讓所有狀況都能獲
得最好的結果，包含面對
不好的狀況。能引導任何
的能量，因此在各種療癒
方法上都有幫助。

生理層面：對癌症有幫助。

情緒／心靈層面：可幫助臨終重病者重拾「意志」。
幫助進行視覺化和預言（將寶石放在眉心輪上）。有
利於冥想，並激發、加速體驗高峰經驗。

重晶石 Barite

型態常見為片狀晶體、層疊的板狀和纖維狀集合體，
也會以玫瑰狀出現。有可能是無色、藍色、白色、灰
色、黃色或棕色。

常見英文別名：Barytes、Baryte、Barytine

常見產地：全世界

相關星座：水瓶座

脈輪：喉輪

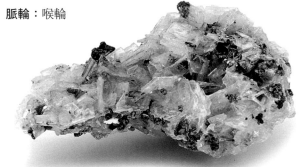

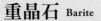

療癒性質

有益於友情、和諧、愛情和對人際關係的洞察力。促進想法和思緒的溝通。激勵你採取行動。

生理層面：有益於喉嚨健康和視力。能幫助排毒。對於從上癮症復原有幫助。

情緒／心靈層面：有益於淨化、靈性連結和找到人生的靈性道路。對緩減害羞有幫助。

冰洲石 Iceland spar

透明的菱面晶體，會有雙重折射（你可以透過此水晶看到兩個影像）。

常見產地：墨西哥

相關星座：雙子座、巨蟹座

脈輪：全部

療癒性質

有益於做決定和釐清思緒。

生理層面：能幫助排毒。

情緒／心靈層面：讓心靈平靜。幫助你應付心理遊戲[11]，並讓你看到爭論中的兩種觀點。

白色方解石 White calcite

以白色「犬牙」型態出現的晶體。

常見產地：巴西

相關星座：巨蟹座

脈輪：頂輪

療癒性質

生理層面：有益於腎臟、肝臟和淋巴系統。能幫助排毒。

情緒／心靈層面：釐清思緒，幫助你找到答案。有益於冥想。

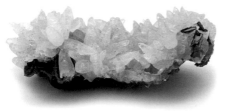

白鉛礦 Cerussite

各種型態的鉛礦（有時候可能含銀）斜方晶結晶：單晶、晶簇、雪花狀或星形，還有下垂的冰柱狀。可能是透明、白色、灰色、黑色或黃色。

常見產地：納米比亞

相關星座：處女座

脈輪：海底輪

療癒性質

有益於改變、做決定和負責任。帶來智慧、創意、得宜的行為分寸和傾聽能力。在典禮和儀式中很有用。對於寫作、思鄉、和人際關係有幫助。可以祛除害蟲。

生理層面：對失眠、阿茲海默症及帕金森氏症有幫助。在大病初癒後重新恢復活力。

情緒／心靈層面：有利於接地。對克服緊張、焦慮和內向有幫助。對接觸前世有益。

不可作為水晶水。在觸碰鉛礦後要洗手。

葉鈉長石 Cleavelandite

一種片狀的鈉長石變種，通常是白色。

常見英文別名：Clevelandite（這是常見的拼字錯誤）

常見產地：巴西、美國

相關星座：天秤座

脈輪：頂輪

療癒性質

為旅行者提供保護。幫助你接受他人並達成目標。有益於人際關係。

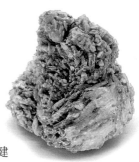

生理層面：有益於腦血管健康。對改善動脈硬化、中風、心臟疾病、退化性關節炎、過敏、皮膚病、潰瘍性結腸炎和細胞膜相關病症有幫助。解決與壓力相關疾病（例如氣喘）的根本原因。

---

11. Mind game，為一種人際互動模式，其中包含許多經過謹慎計算的訊息，意在導出特定的結果。

珊瑚 Coral

海洋群落生物的遺骸。顏色包含白色、黑色、粉色、紅色和藍色。

常見產地：絕大多數的珊瑚種類都受到法律保護，意味著只有少許新的合法物品，要確認你購買的珊瑚是合法的。比如說，許多大盤商有一些舊有的魚缸用珊瑚存貨，這些可能是在法律限制前進口的存貨。

相關星座：雙魚座

脈輪：頂輪

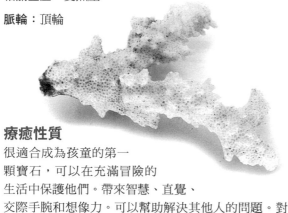

療癒性質

很適合成為孩童的第一顆寶石，可以在充滿冒險的生活中保護他們。帶來智慧、直覺、交際手腕和想像力。可以幫助解決其他人的問題。對於照護職業或勞動工作者很有用。

生理層面：有益於骨骼、牙齒、消化、循環、脊椎孔、視丘和嗅覺健康。對於增加體重、營養不良、嗜睡、精神失常、腹部絞痛、牙齦疾病、揮鞭式創傷[12]和術後癒合有幫助。

情緒／心靈層面：有利於平緩情緒、促成具象化、超聽覺力和能量流動。對抑鬱、負面情緒和過分在意他人想法有幫助。能在生理創傷後修復氣場。

大麥町石 Dalmatian stone

一種石英、微斜長石和碧璽的綜合體，有白底黑點（因此以大麥町狗來命名）。

常見產地：墨西哥

相關星座：雙子座

脈輪：海底輪

療癒性質

有助於避免身體受到傷害。連接生理和心理的能量。對於學習和達成目標有幫助。有益於人際關係以及放

開過去。能帶來快樂、忠誠和鎮靜。

生理層面：有益於軟骨健康和生理耐力。能緩和緊張、肌肉扭傷和拉傷。

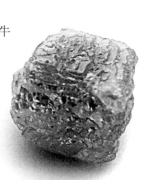

情緒／心靈層面：可以帶來平靜。有益於陰陽平衡，對改善負面思緒有幫助。

賽黃晶 Danburite

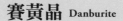

透明／白色、粉色、黃色和淡紫色的柱狀條紋晶體。

常見產地：墨西哥、美國

相關星座：獅子座

脈輪：頂輪

療癒性質

有益於促進社會化。

生理層面：有利於膽囊和肝臟健康。有助於改善肌肉僵硬和增加體重。幫助排毒。

情緒／心靈層面：對術後抑鬱或（在發生崩潰、用藥問題、住院或其他原因之後）回歸生活軌道有幫助。

鑽石 Diamond

為正八面體、正十二面體和偏方面體晶體。可能是透明、白色、黃色、藍色、棕色、粉色、紅色、橘色和綠色。

常見產地：澳洲、巴西、印度、俄羅斯、南非、委內瑞拉

相關星座：牡羊座、金牛座、獅子座

脈輪：全部

療癒性質

帶來保護、純淨、創意、想像力、獨創性、發明能力、富足、改變和新開始。有益於左右腦活動、愛、人際關係以及開始新的計畫。能為任何狀況帶來正面的心理和靈性能量。清除心理障礙，並讓你喜歡自己。能增強其他水晶的效果。

生理層面：有益於視力和新陳代謝。能幫助排毒，以及從中毒狀態復原。

情緒／心靈層面：有益於促進靈性覺知和氣場。對緩解負面思緒、膽怯、憤怒和童年創傷有幫助。

磷鈹鈣石 Herderite

為柱狀和板狀晶體，以及纖維狀集合體。顏色從綠色到淡黃色都有，也有可能是紫色（近期發現）。

常見產地：巴西、德國、巴基斯坦、英國、美國

相關星座：牡羊座

脈輪：眉心輪

療癒性質

帶來熱情。有益於領導能力，也適合用於團體中。

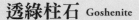

生理層面：有利於胰臟、脾臟和膽囊。

情緒／心靈層面：有益於改善行為模式。可提升各種心靈能力。

白雲石 Dolomite

菱面體和柱狀的白色、灰色、綠色、紅色、粉色、棕色和黑色晶體和集合體。

常見產地：摩洛哥

相關星座：牡羊座

脈輪：頂輪

療癒性質

能激發原創想法。平衡能量並移除能量阻礙。對發明家和作家有幫助。

生理層面：有利於腎上腺、泌尿生殖系統、骨骼、指甲、牙齒、皮膚和肌肉。對胃酸過多、發寒和癌症有幫助。

情緒／心靈層面：對於緩解悲痛和哀傷有幫助。

透明螢石 Clear fluorite

型態為正方體、正八面體和菱形十二面體的晶體和集合體。

常見產地：中國、英國

相關星座：摩羯座、雙魚座

脈輪：頂輪

療癒性質

生理層面：對雙眼有益。

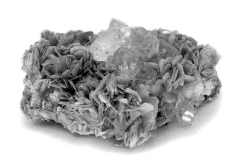

情緒／心靈層面：有益於提升氣場。能協助連結身體和靈性經驗。

透綠柱石 Goshenite

無色的綠柱石變種，型態為柱狀晶體。

常見產地：俄羅斯、中國

相關星座：天秤座

脈輪：眉心輪

療癒性質

對人際關係和創意有益。幫助你表達自己，並用自己想要的方式生活。讓你可以往前邁進。

生理層面：有益於雙腿健康。對注意力不足過動症（ADHD）和自閉症有幫助。

---

12. 為一種急性頸部拉傷，常見於車禍傷者身上。

赫基蒙鑽石 Herkimer Diamond

一種透明、粗短的雙端石英結晶。

常見產地： 僅產於美國紐約州的赫基蒙郡。其他「鑽石類型」的石英則可以在巴基斯坦、墨西哥和羅馬尼亞找到；雖然這些都是很棒的水晶，但不應與赫基蒙鑽石混淆。

相關星座： 射手座

脈輪：頂輪

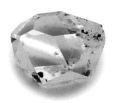

療癒性質
能激發自發性。對記憶力和新開始有幫助。

生理層面： 有益於新陳代謝和基因物質健康。能幫助排毒。對於輻射可以提供保護。有助於擺脫毒素。

情緒／心靈層面： 有利於放鬆、活在當下以及所有心靈能力。對緩解壓力、恐懼和緊張有幫助。可為能量、人群、空間、神靈進行調節，在進行靈性儀式和靈氣療法時很有用。

白紋石 Howlite

型態為礦瘤、集合體，罕見狀況為晶體。白紋石常常被染色，以仿造為其他更貴重的寶石。

常見產地： 美國

相關星座： 雙子座

脈輪：頂輪

療癒性質
有益於平靜溝通、記憶、研讀、發起行動，也能提升眼光。可以幫助你達成目標。克服自私、喧鬧和粗俗的言行。

生理層面： 有益於牙齒、骨骼、免疫系統和循環健康。對減緩生理上的疼痛有幫助。

情緒／心靈層面： 有利於情緒表達。對緩和壓力和憤怒有幫助。

菱鎂礦 Magnesite

型態為集合體和礦瘤，看起來有點像兩億年的口香糖！它也會以菱面體、柱狀、板狀和偏三角晶體的型態出現，但比較罕見。通常是白色，但也會出現灰色、棕色或黃色。

常見產地： 全世界

相關星座： 牡羊座

脈輪：頂輪

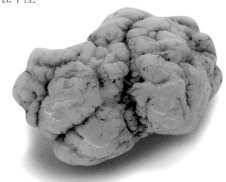

療癒性質
對愛和熱情有益。能鞏固智力。

生理層面： 有益於骨骼、牙齒、肌腱、韌帶、冠狀動脈健康，和穩定膽固醇濃度。可以幫助細胞排毒。能平衡身體溫度。對改善抽搐、經前症候群（PMS）、體味、動脈硬化、心絞痛、發燒、發冷和失溫有幫助。

情緒／心靈層面： 有利於進行視覺化和冥想。

月光石 Moonstone

擁有貓眼效應[13]的長石變種。顏色包含白色、奶油色、黃色、棕色、藍色、綠色或虹彩（白色中混有藍色閃光）。

常見產地： 印度

相關星座： 巨蟹座、天秤座、天蠍座

脈輪：本我輪

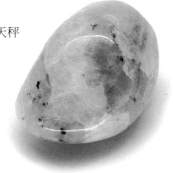

療癒性質

對智慧有益，能激發熱情、改變、新開始、結束、直覺、洞察力和創意。給予旅行者保護。帶來好運和一個快樂的家。

生理層面：有益於循環、皮膚、頭髮、雙眼、腦下垂體和生育。對女性懷孕、生產、增強女性特質、荷爾蒙和性吸引力有幫助；能調整月經週期並舒緩生理期症狀、經前症候群（PMS）及經痛。能讓外表顯得年輕。對改善便祕、水腫、腫脹、蚊蟲叮咬和過敏性休克有幫助。

情緒／心靈層面：能全面性地緩和內在自我及情緒，並能在這兩方面提供幫助。可幫助釋放阻滯的能量。帶來平和、控制、平衡、自信、自在、內心平靜、關愛以及同情心。對過分敏感、悲觀主義、克服循環和重複模式有幫助。

兔尾石 Okenite

以白色／透明的纖維集合體型態出現，長得像雪球或蘑菇。

常見產地：印度

相關星座：處女座、射手座

脈輪：頂輪

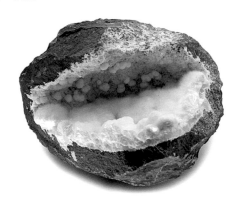

療癒性質

帶來純淨、開放的心胸和持久力（生理、情緒、心理和精神上）。

生理層面：有益於保持青春，對血液流動、乳腺和手臂的循環有幫助。對老化、發燒、疔和腹瀉有幫助。

情緒／心靈層面：其能量有如一個大大的擁抱。有益於促進因果、導引通訊以及順應生命之流。對改善自我懷疑、拒絕、憎恨和強迫性的行為模式有幫助。

普通蛋白石 Common opal

跟其他種類蛋白石不同的蛋白石變種，不會有暈色。

常見別名：波次蛋白石（potch）

常見產地：英國、美國

相關星座：巨蟹座、天秤座

脈輪：本我輪

療癒性質

帶來活力。有益於商務關係。

情緒／心靈層面：有利於陰陽平衡。可以克服自大。

珍珠 Pearl

從牡蠣殼中產出的圓形寶石，可能是白色、黑色、帶粉色或帶黃色。

常見產地：日本、中國

相關星座：雙子座、巨蟹座

脈輪：本我輪

療癒性質

帶來智慧和內心專注。有益於貞節與純潔。

生理層面：有益於消化、生育、生產、女性特質和女性性能力。可以改善膽汁病和腹脹。

情緒／心靈層面：有利於情緒控制。對改善不負責任和反社會行為有幫助。

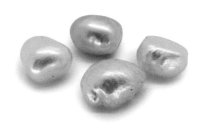

13. 貓眼效應：當寶石礦物內部含有平行排列的微細纖維礦物或是細小包裹體時，經特定方向切割、打磨後，在光線照射下會產生一道看似貓眼的光芒，這種現象稱為貓眼效應。

透鋰長石 Petalite

以透明、白色、粉色、灰色、綠色／白色和紅色／白色的集合體型態出現。

常見產地：巴西、馬達加斯加

相關星座：獅子座

脈輪：頂輪

療癒性質

能幫助克服笨拙。給你堅定信念的勇氣。

生理層面：有益於眼瞼和眉毛、肌肉和關節伸展性。幫助排毒。對後天免疫缺乏症候群、慢性疲勞症候群、癌症和腫瘤有幫助。

情緒／心靈層面：能帶來內心平靜，幫助與「神」、天使、靈魂導師和圖騰動物進行靈性連結。有益於冥想（幫助你接地）、調整氣場、促進陰／陽平衡、進行薩滿靈境追尋、靈魂出竅和所有心靈能力。

矽鈹石 Phenacite

菱面體和纖細的柱狀晶體、集合體，以及纖維球狀型態。可能是無色或被染色。

常見產地：巴西、馬達加斯加、俄羅斯、美國、辛巴威

相關星座：雙子座

脈輪：頂輪、眉心輪

療癒性質

能集中心神。有益於覺知、心理健康與療癒。

生理層面：有益於所有生理療癒。

情緒／心靈層面：有利於冥想和能量淨化。

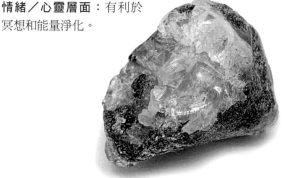

蛻變石英 Metamorphosis quartz

包含有許多微量礦物質的石英變種。型態包含集合體，偶爾會出現柱狀晶體。

常見產地：僅產於巴西米納斯吉拉斯州的兩個礦區

相關星座：天蠍座

脈輪：全部

療癒性質

帶來改變和轉化，如果你想要改變人生，這是最適合的水晶。非常適合與異性石搭配使用，可以舒緩改變帶來的不適。有利於覺知。

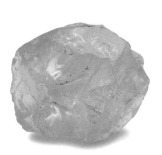

生理層面：對持久力和血液含氧量有益。

情緒／心靈層面：有利於正面思考以及看見氣場。可以克服負面思想和批判心態。

西藏水晶 Tibetan quartz

透明的石英晶體，通常會有黑色的赤鐵礦內含物。

常見產地：僅產於西藏喜馬拉雅（很多中國產的喜馬拉雅石英也會偽稱來自於西藏）

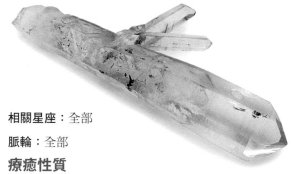

相關星座：全部

脈輪：全部

療癒性質

能讓人「感覺更好」的寶石。幫助你抓到重點。

情緒／心靈層面：能幫助帶來靈性連結。

天使水光水晶 Angel aura quartz

一種與白金和銀結合的石英。

常見別名：蛋白光石英（opal aura）

常見產地：美國阿肯色州、巴西

相關星座：全部

脈輪：全部

療癒性質
帶來照護滋養、和諧、愛和和平。對在照護行業中工作的人很有幫助。

生理層面：讓你維持健康狀態。

情緒／心靈層面：帶來與天使、天使領域和阿卡西紀錄的連結。有益於憐憫心、脈輪和氣場保護。

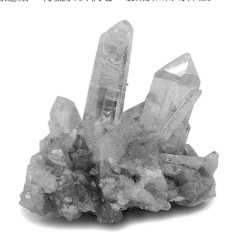

幽靈水晶 Phantom quartz

一種石英變種，內含物有著「幽靈般」的顏色。

常見產地：巴西、馬達加斯加、美國

相關星座：全部

脈輪：心輪、頂輪

療癒性質
幫助你看到隱藏的答案。

生理層面：對內在自我有益，有助於清理情緒。

鈦晶 Rutilated quartz

有銀色或金色針狀金紅石的石英變種。

常見別名：髮晶（angle hair）

常見產地：巴西

相關星座：全部

脈輪：眉心輪、頂輪

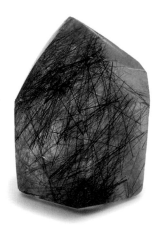

療癒性質
帶來力量和活力。有益於心理健康和療癒。

生理層面：有益於組織重生和免疫系統健康。能帶來年輕的外貌。對神經痛、帕金森氏症、增重和延緩老化有幫助。

情緒／心靈層面：帶來平衡和平靜。對於緩解抑鬱、心理崩潰、能量阻滯和負面思緒有幫助。

雪白石英 Snow quartz

一種白色集合體型態的石英。

常見別名：乳石英（quartzite、milky quartz）

常見產地：美國、印度

相關星座：摩羯座

脈輪：頂輪

療癒性質
帶來智慧和純淨。對學業和複習備考有幫助。淨化心思並帶來清晰的思緒。

情緒／心靈層面：對於緩解負面思緒有幫助。

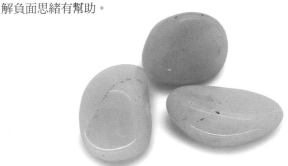

電氣石水晶 Tourmalinated quartz

內部有黑色棒狀碧璽生成物的石英變種。

常見英文別名：Tourmaline in quartz

常見產地：巴西

相關星座：全部

脈輪：全部

療癒性質

對童年經驗和行為模式有幫助。有益於解決問題。

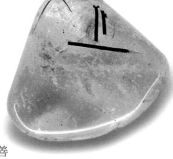

生理層面：有益於神經系統健康。對改善神經衰弱有幫助。

情緒／心靈層面：對於緩解抑鬱和恐懼有幫助。

方柱石 Scapolite

型態為集合體和柱狀晶體，常有貓眼效應。可能為無色、白色、黃色、粉色、綠色、紫羅蘭色、灰色、藍色、紅色或紫色（近期發現）。

常見產地：加拿大、歐洲、馬達加斯加、美國

相關星座：金牛座

脈輪：眉心輪

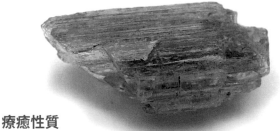

療癒性質

有益於改變、解決問題和水平思考。可以幫助你達成目標。

生理層面：有益於骨骼、血管和雙眼健康。對改善白內障、青光眼、閱讀障礙和尿失禁有幫助。有助於術後照護。

情緒／心靈層面：在你覺得有負擔時給予支持的力量。有益於處理過往的生命課題。

透石膏 Selenite

一種結晶化的石膏，通常是透明或白色。

常見產地：摩洛哥、墨西哥（纖維石膏）、加拿大（金色透石膏）

相關星座：金牛座（透石膏也與月亮有關聯，其命名來源賽涅恩〔Selene〕就是月神）。

脈輪：頂輪

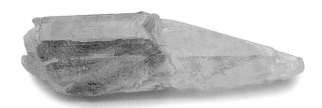

療癒性質

生理層面：有益於性驅力、月經週期、長壽、皮膚彈性、脊椎和年輕的外貌。對於改善皺紋、老人斑和皮膚病（如痘痘、乾癬和肌膚敏感）有幫助，也有助於改善生育力降低、掉髮、癲癇和畏光。可針對與自由基相關的病症提供協助，包含癌症和腫瘤。

情緒／心靈層面：對受虐創傷有幫助。

輝沸石 Stilbite

通常為白色／透明的板狀、球狀、放射狀，和薄薄的片狀、斜方晶體。

常見產地：印度

相關星座：牡羊座

脈輪：喉輪、眉心輪、頂輪

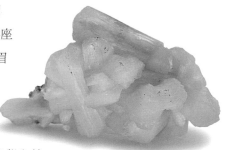

療癒性質

有益於創意、直覺和接地。

生理層面：有益於味蕾、腦部、韌帶和皮膚（有助於改善膚色）。對喉炎和中毒有幫助，能幫助排毒。

拓帕石 Topaz

柱狀結晶和鵝卵石型態。可能是透明、金色（帝王黃玉）、藍色（藍色拓帕石）、白色、紅／粉色、棕色、綠色或紫色（近期發現）。

常見別名：透明拓帕石、銀色拓帕石

常見產地：巴西、肯亞、美國

相關星座：射手座

脈輪：本我輪、太陽輪

療癒性質

這是一種「許願寶石」，有益於釐清條理、創意、創意表達、活力、富足、財富、成功和獨特性。對於優柔寡斷有幫助，而且可以給予你完成目標所需的動力。

生理層面：能帶來整體健康。有利於味覺、皮膚、肺部和神經。能幫助排毒，以及克服汙染造成的影響。對於改善過敏、成癮、酒精成癮、肌肉性背痛、腸胃炎、結核病（TB）、慢性疲勞症候群、傷口、組織重生和一般感冒有幫助。

情緒／心靈層面：有益於自信、視覺化、冥想和遠距治療。對於腎上腺疲勞症候群、負面思想和驚恐不安有幫助。

無色碧璽 Achroite

無色的碧璽變種。

常見產地：巴基斯坦

相關星座：水瓶座

脈輪：頂輪

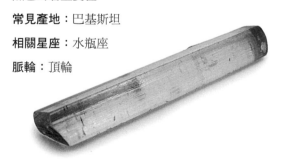

療癒性質

帶來靈感和清晰的思緒與想法。幫助你達成目標以及深度溝通。

情緒／心靈層面：對靈性能量有益。

鈉硼解石 Ulexite

滑順的透明或白色纖維狀集合體。

常見別名：電視石（TV rock、TV stone、caveman's TV）

常見產地：美國

相關星座：雙子座

脈輪：眉心輪、頂輪

療癒性質

對商務有益，能促進想像力和創意。可清除心中的迷霧並帶來清晰的思維。

生理層面：有益於雙眼健康。能幫助排毒、找出不舒適的源頭。

情緒／心靈層面：對陰陽平衡、內在自我、心電感應、預知和靈魂淨化有益。

沸石 Zeolite

通常是由多種礦物質組成，可能為無色、透明、白色、藍色或桃色。魚眼石、兔尾石、針鈉鈣石、葡萄石和輝沸石都屬於沸石家族。

常見產地：印度

相關星座：全部

脈輪：視個別礦物而定

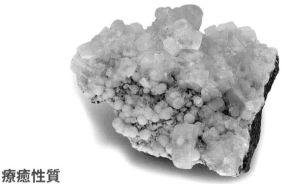

療癒性質

能優化你的環境。

生理層面：對於腹部脹氣、甲狀腺腫大和酒精成癮有幫助。能幫助排毒。

情緒／心靈層面：有助於與靈氣連結。

黑色 Black

黑瑪瑙 Black agate

黑色的瑪瑙變種。

常見產地：印度

相關星座：摩羯座

脈輪：海底輪

療癒性質

有利於講求實際，能提升生命意志和生存本能。

情緒／心靈層面：能幫助你接地。帶來內在力量。

黑色條紋瑪瑙 Black banded agate

有黑白條紋的瑪瑙變種。

常見產地：印度

相關星座：摩羯座

脈輪：海底輪

療癒性質

可提升忍受力。有益於改變和新的開始，以及透過不同觀點找到答案。

生理層面：對死亡、臨終過程有幫助。

情緒／心靈層面：有益於陰陽平衡。

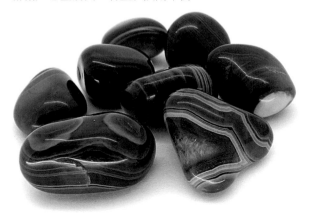

方鐵錳礦 Bixbyite

黑色的正立方體結晶。

常見產地：美國

相關星座：雙魚座

脈輪：眉心輪、頂輪

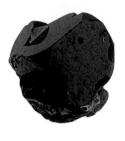

療癒性質

有益於創意、直覺、想像力、適應力、教學、寫作和藝術。

生理層面：對頭痛和應付疼痛有幫助。

情緒／心靈層面：幫助你接地並回歸中心。對靈性及開始冥想有益。

黑色方解石 Black calcite

黑色的菱面體結晶。

常見產地：馬達加斯加

相關星座：摩羯座

脈輪：海底輪

療癒性質

能帶來保護。有利於女性特質和性能量。

生理層面：對性有好處。

情緒／心靈層面：幫助你接地。有益於了解你的內在真實。

錫石 Cassiterite

短的柱狀結晶和集合體，可能為黑色、棕色或黃色。

常見英文別名：Tinestone

常見產地：英國

相關星座：射手座

脈輪：海底輪

療癒性質

能帶來活力、樂觀和智慧；對工作中需要接觸數字的人有益。可帶來保護，讓身體不受損害。對面對拒絕和偏見有幫助。

生理層面：有益於胰臟健康。對肥胖、減重和荷爾蒙平衡有幫助。

情緒／心靈層面：幫助你接地。

針鐵礦 Goethite

以鱗狀、纖維狀、柱狀結晶、針狀結構、集合體、放射狀鐘乳石和「管風琴」型態出現。可能為黑色／棕色、黃色、橘色或紅色。

常見產地：常在巴西的紫水晶及馬達加斯加的石英中發現

相關星座：牡羊座

脈輪：眉心輪

療癒性質

幫助你擁有樂趣並享受生活。

生理層面：有益於血管、耳朵、鼻子、喉嚨和消化系統健康。對改善貧血、不正常的大量經血和抽搐有幫助。有助於增加體重以及健身。

情緒／心靈層面：對心靈能力、與天使和靈體溝通以及超聽覺力有益。

煤玉 Jet

樹木的化石。

常見產地：英國、加拿大

相關星座：摩羯座

脈輪：海底輪

療癒性質

有益於性能量和財富。

生理層面：對偏頭痛、癲癇、腺體腫脹、腹痛和一般感冒有幫助。

情緒／心靈層面：帶來能夠安穩、腳踏實地的能量。有益於陰陽平衡、保護（免於疾病、暴力和巫術，建議與紅碧玉一起使用）。有助於緩解憂鬱和恐懼感。

歪鹼正長岩 Larvakite

一種黑色的長石，有時候會有光澤或各色虹彩爍光。

常見別名：挪威月光石（Norwegian moonstone）

常見產地：挪威

相關星座：獅子座、天蠍座、射手座

脈輪：海底輪、喉輪、眉心輪、頂輪

療癒性質

生理層面：有益肺部健康。能增進睡眠。

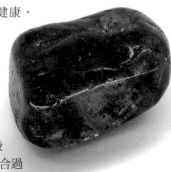

情緒／心靈層面：有助於放鬆和接地。能強化夢境，並幫助你了解和洞察夢境。可將情緒帶至表面（如同火山噴發），宣洩後讓內心獲得舒緩。能整合過去與現在的經歷。聚焦腦部的底層（亦即人類最古老的智慧腦及思想所在）。有益於氣場、出體經驗和靈體投射。對減緩不安全感和擔憂有幫助。

磁石 Lodestone

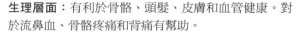

有磁性的黑色／棕色集合體和八面體晶體。如果組成
的礦物質相同，但沒有磁性的則稱為磁鐵礦。

常見產地：美國

相關星座：雙
子座、處女座

脈輪：海底輪

療癒性質

有利於尋找方
向。能帶來感受性和
接納能力。讓你在不
舒服的情況下擁有最
好狀態。對於改善地因性疾病壓力[14]有幫助。

生理層面：對於關節炎、風濕、肌肉疼痛和扭傷有幫
助。

情緒／心靈層面：能幫助你接地。有利於活在當下、
能量流動和陰陽平衡。對緩解不安全感、依賴和困惑
有幫助。能減輕你的負擔。

磁鐵礦 Magnetite

黑色或棕色菱面形晶體、集合體和樹枝狀結晶。有兩
極磁性的類型被稱為磁石。

常見產地：美國

相關星座：牡羊座、處女座、摩羯座、水瓶座

脈輪：海底輪

療癒性質

有利於提供保護，特別是出於同理心或者接觸到他人
能量的情況——對於治療者和以照料他人為職業的
人很有用。對韌性、耐力、渴
望、吸引愛和相信自己的
直覺有幫助。

生理層面：有利於骨骼、頭髮、皮膚和血管健康。對
於流鼻血、骨骼疼痛和背痛有幫助。

情緒／心靈層面：有益於冥想、接地和遙視。對緩解
悲傷、害怕、憤怒、依戀和匱乏有幫助。

黑榴石 Melanite

黑色的鈣鐵榴石（石榴石）變種。

常見產地：美國、巴西

相關星座：天蠍座

脈輪：心輪

療癒性質

生理層面：對癌症、
中風、關節炎和風
濕有幫助，能減緩藥
物的副作用。

情緒／心靈層面：對嫉妒、
羨慕、懷疑、憤怒、過多的情緒、怨懟、敵意有幫
助。如果你正在辦離婚會很有幫助。

梅林石 Merlinite

黑色和白色苔蘚蛋白石。

常見產地：印度、美
國

相關星座：雙魚座

脈輪：眉心輪

療癒性質

有利於看到爭執中
的兩邊看法，能幫助
你在人生道路上前進、
維持樂觀和把握當下。

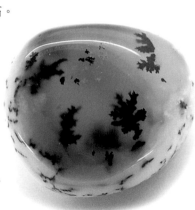

生理層面：有益於性能量和生存本能。

情緒／心靈層面：能帶來平靜。對所有的心靈能力有
益，有助於陰陽平衡、流動、魔法和存取阿卡西紀
錄。

黑曜石 Obsidian

有各種顏色的火山玻璃：黑色（黑色黑曜石）、棕色、綠色、紅色／黑色、棕色／黑色、桃花心木色（金絲紅曜石）、黑色帶有彩虹紋樣／顏色（彩虹黑曜石）、銀色或金色光澤（光澤黑曜石）、黑色和白色雪花紋樣（雪花黑曜石）、藍色、紫色、半透明的黑色和棕色礦瘤（阿帕契淚石）。

常見產地：墨西哥、美國

相關星座：牡羊座、天蠍座、射手座、摩羯座

脈輪：海底輪

療癒性質

帶來智慧並提供保護。有益於學習。

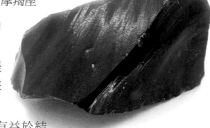

生理層面：有益於結腸、男性性吸引力及男性特質。對於改善腸胃炎、大腸激躁症、脹氣和反胃有幫助。有助於找出不適的原因。

情緒／心靈層面：能幫助你接地。對解除自我防衛模式和潛意識障礙有幫助。讓你看到自己的陰暗面。有助於將靈性融入日常生活，以及連結你的根源與過往經驗。可作為靈魂的鏡子——讓你好好審視自己，然後微笑。

黑色黑曜石 Black obsidian

常見產地：墨西哥、美國

相關星座：射手座

脈輪：海底輪

療癒性質

有利於保護、創意、男性特質和直覺。

生理層面：對消化系統和生存本能有益。

情緒／心靈層面：能幫助你接地。有利於進行水晶球占卜和薩滿療癒。

光澤黑曜石 Sheen obsidian

表面有銀色或金色光澤的黑曜石。

常見產地：墨西哥

相關星座：射手座

脈輪：海底輪

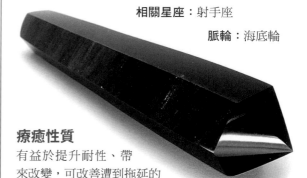

療癒性質

有益於提升耐性、帶來改變，可改善遭到拖延的人生計畫。

生理層面：有助於找出不適的原因。

阿帕契淚石 Apache tear

小型半透明黑色或棕色礦瘤。

常見產地：美國

相關星座：牡羊座

脈輪：海底輪

療癒性質

有利於向前邁進，能帶來改變、原諒和自發性。克服自我受限的信念。

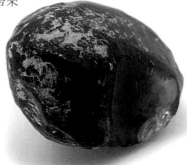

生理層面：有利於膝蓋健康。對缺乏維他命C和D、肌肉痙攣和蛇咬傷有幫助。幫助排毒。

情緒／心靈層面：對情緒有幫助，能平衡你的情緒（幫助你流淚，特別是被壓抑的眼淚）。對改變行為、原諒、負面思緒和悲傷有幫助。

---

14. 地因性疾病壓力（geopathic stress）：因地球的電磁、水的流動、環境風水等因素，造成身體不適。

雪花黑曜石 Snowflake obsidian

有白色斑晶內含物的黑曜石。

常見產地：美國

相關星座：處女座

脈輪：海底輪

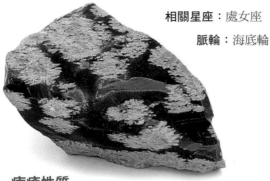

療癒性質

有利於帶來內心和平。能帶來淨化。

生理層面：有利於腹部和鼻竇（可以排除兩點間經絡的阻礙）。對血管、骨骼、雙眼和視力、以及皮膚有益。對改善算術缺陷症（在進行數學計算時遇到障礙）有幫助。能幫助排毒。

情緒／心靈層面：適合用於冥想。對憤怒、怨懟、無助的行為模式及寂寞有幫助。

黑蛋白石 Black opal

型態為黑色的集合體，有時候會有各式暈色。

常見產地：澳洲、匈牙利、美國

相關星座：巨蟹座、天蠍座、射手座

脈輪：海底輪

療癒性質

能帶給你動力。對虹膜學[15]很有用。

生理層面：有益於視力、消化和生育。

情緒／心靈層面：有利於水晶球占卜。對緩解抑鬱有幫助。

畢卡索大理石 Picasso marble

混有黑色、棕色、黃色和白色的大理石。

常見別名：畢卡索碧玉（Picasso stone、Picasso jasper）

常見產地：美國

相關星座：射手座、巨蟹座

脈輪：本我輪

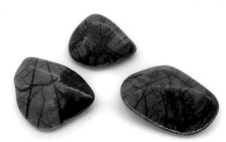

療癒性質

有力於創意、改變、毅力和藝術。

生理層面：有益於新陳代謝、循環和消化。對腕隧道症候群和減重有幫助。幫助排毒。

情緒／心靈層面：能幫助你接地和平靜下來。對潛意識或不安定的思緒、壓力、焦慮有幫助。

軟錳礦 Pyrolusite

黑色、銀色、灰色、棕色或藍色的集合體和樹枝狀結晶。

常見產地：法國、德國

相關星座：獅子座

脈輪：本我輪

療癒性質

有利於改變和人際關係。

生理層面：有益於性驅力、血管、雙眼健康和新陳代謝。有助於找出不適的原因。對支氣管炎和傷口有幫助。

情緒／心靈層面：對氣場有益。對負面思緒和過量的靈性能量（會感覺有靈體一直在干擾你）有幫助。

閃鋅礦 Sphalerite

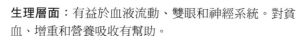

型態為集合體、纖維狀和正立方體、四面體或正十二面體晶體。可能是無色、黑色、棕色、黃色、黃色或綠色。

常見英文別名：Blende

常見產地：墨西哥

相關星座：雙子座

脈輪：太陽輪

療癒性質

能提供保護，有益於創意和職涯改變。

生理層面：有益於血液流動、雙眼和神經系統。對貧血、增重和營養吸收有幫助。

情緒／心靈層面：有益於冥想、陰陽平衡、所有心靈能力、催眠和信任直覺。有助於改善自卑情結。

黑隕石 Tektite

由隕石墜落至地球時形成的隕石玻璃。因為高溫太過集中，使隕石和地球表面都融解，等太空物質和土壤一起冷卻後，就會誕生黑隕石。有可能為黑色、棕色、黃色（利比亞隕石）或綠色（捷克隕石）。

常見產地：中國、泰國

相關星座：牡羊座、巨蟹座

脈輪：頂輪

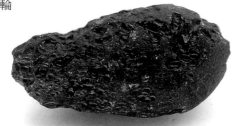

療癒性質

能帶來富足，對理性思考有益。

生理層面：有益於循環和生殖。對發燒有幫助。

情緒／心靈層面：有益於陰陽平衡、心電感應、心靈手術、冥想、在冥想期間獲得高峰經驗和與其他世界連結。

黑色碧璽 Schorl

黑色、有垂直條紋的柱狀晶體。

常見英文別名：Black tourmaline、Afrisite

常見產地：巴西、印度、巴基斯坦

相關星座：摩羯座

脈輪：海底輪

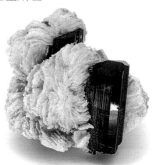

療癒性質

能讓人「感覺更好」的寶石，有利於實際性、創意、智慧、保護力和活力。對改善笨拙有幫助。

生理層面：有利於心臟和腎上腺健康。對改善關節炎和閱讀障礙有幫助。能保護你免於輻射影響。

情緒／心靈層面：有益於穩定情緒，以及與大地連接。對緩解負面思緒、受害者心理、焦慮和尷尬有幫助。

斑馬寶石 Zebra rock

有著像斑馬一般黑白色條紋的石英或玄武岩。除了圖示的這種之外，至少還有兩種不同的礦物被稱為斑馬寶石：一種是來自澳洲的片岩和一種來自巴基斯坦、被稱作黑斑馬（black zebra）或斑馬石（zebra stone）的大理石。

常見產地：美國

相關星座：金牛座、雙子座

脈輪：本我輪

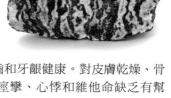

療癒性質

能帶來同情心。

生理層面：有利於牙齒和牙齦健康。對皮膚乾燥、骨質疏鬆、骨癌、肌肉痙攣、心悸和維他命缺乏有幫助。能協助儲存體力、精力和持久力（對運動員很有益）。

情緒／心靈層面：有助於改善膚淺。

---

15. 是一種透過虹膜狀態診斷人體健康狀況的學問。

灰色 Gray

灰紋瑪瑙 Gray banded agate

有灰色和白色條紋、紋路的瑪瑙變種。

常見產地：波札那共和國

相關星座：天蠍座

脈輪：本我輪

療癒性質

生理層面：有利於釋放儲存的能量。對疲憊、全身不適和慢性疲勞症候群有幫助。

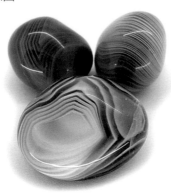

燧石 Flint

一種玉髓變種，可能是灰色、黑色或棕色。

常見產地：全世界

相關星座：牡羊座、天蠍座

脈輪：頂輪

療癒性質

能帶來對身體的保護。幫助你讀出和了解肢體語言。

生理層面：有利於肝臟、關節、肺部健康和消化。對腎結石、骨鈣化、皮膚傷口、割傷和表皮生長有幫助。

情緒／心靈層面：對心電感應、心靈手術、超感官知覺有幫助，並且可以保護房子免於靈體騷擾。對害羞、缺乏親密、爭論、夢魘和負面思緒有幫助。

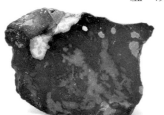

方鉛礦 Galena

金屬感的銀色／灰色正立方體和八面體晶體，也會以集合體、纖維狀和其他不尋常的型態出現。

常見產地：英國

相關星座：摩羯座

脈輪：海底輪

療癒性質

有利於學習（特別是針對治療相關職業）。

生理層面：有利於頭髮、血液、血管、循環、嗅覺和神經系統健康。對發炎、生瘡和缺乏硒及鋅有幫助。

情緒／心靈層面：有利於讓你接地和集中心智。對改善自我設限的想法／信念與反社會行為有幫助。

赤鐵礦 Hematite

以集合體、葡萄狀型態、玫瑰狀、層疊板狀、片狀及菱面體結晶的型態出現。可能為金屬灰色／銀色、黑色或磚紅色／棕色。

常見產地：英國、摩洛哥

相關星座：牡羊座、水瓶座

脈輪：海底輪

療癒性質

帶來力量、愛、勇氣和個人魅力。有益於促進思考歷程、思想、記憶、靈巧和進行與數字／數學相關的工作。

生理層面：有利於脾臟、血液和脊椎骨（讓脊椎從上到下都能好好排列）。對貧血、背痛、骨骼斷裂和破裂、血栓、暈機和其他因交通工具造成的暈眩、時差、失眠、抽筋和慢性疲勞症候群有幫助。

情緒／心靈層面：有利於讓你接地和集中心智。對改善自我設限的想法／信念與反社會行為有幫助。

黃鐵礦 Pyrite

以正立方體或正十二面體晶體的型態出現，偶爾會是扁平狀和集合體，會因為氧化而愈來愈偏金色。常會在其他礦物中替代多種金屬，因此型態多樣，也會以與其他金屬混合的樣貌出現。

常見別名：愚人金（iron pyrites、fool's gold）

常見產地：祕魯、西班牙、美國、英國

相關星座：獅子座

脈輪：太陽輪、全部

療癒性質

對大腦、記憶、思考歷程、「能量靈感」和領導能力有益。能帶來保護。可以解決汙染和鄰居喧鬧的相關問題。

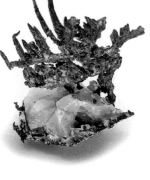

生理層面：有利於骨骼、肺部、細胞形成、循環和消化。對靜脈曲張、打鼾、輻射病、支氣管炎、感染、發燒或發炎有幫助。如果你很容易遭遇事故意外，它會對你很有用。

情緒／心靈層面：對改善負面思緒有幫助。

白鐵礦 Marcasite

化學成分和黃鐵礦相同，但兩者的結晶結構不同。

常見產地：歐洲、美國

相關星座：獅子座

脈輪：太陽輪

療癒性質

適合與喧鬧的相關問題。

生理層面：對皮膚有益。能改善痣和疣。

情緒／心靈層面：對自我、個性和急躁有幫助。

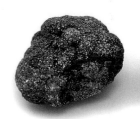

銀 Silver

以銀色樹枝狀、鱗狀、板狀、小塊狀的型態出現，罕見狀況會有針狀結晶。顏色會因氧化作用轉變為灰色／白色。

常見產地：墨西哥

相關星座：巨蟹座、水瓶座

脈輪：心輪、喉輪、眉心輪、頂輪

療癒性質

有益於心理健康、心靈療癒和口才。讓你可以看到自己的內心，發現自己的真實樣貌。對改善粗魯的人格特質有幫助。能強化其他水晶（在滿月或新月的時候把銀放在水晶附近）。

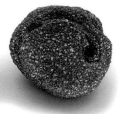

生理層面：有利於口語能力。對肝炎、語言障礙（例如口吃）和缺乏維他命A和E有幫助。能幫助排毒。

情緒／心靈層面：有益於情緒平衡、冥想、出體經驗、遠距治療和促進生命循環。對改善負面思緒有幫助。

輝銻礦 Stibnite

型態為集合體、長柱狀、刃狀和針狀、柱狀晶體。

常見產地：烏茲別克、中國

相關星座：天蠍座、摩羯座

脈輪：頂輪

療癒性質

有益於找到方向並做出決定。對教師有幫助。能帶來吸引力、忍耐力、速度、金錢和忠誠。對改善依賴性過強的人際關係有幫助。

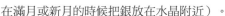

生理層面：有利於腹部和食道健康。對改善僵硬問題有幫助。

情緒／心靈層面：有益於冥想。能保護你免於惡靈的傷害。有助於連結圖騰動物。

棕色 Brown

巴西瑪瑙 Brazilian agate

一種有線條和紋樣的半透明或透明瑪瑙。可能為棕色、紅色、黑色、綠色、透明、白色或灰色。（常見被染成粉色、紫色、藍色或深綠色。）

常見產地：巴西

相關星座：牡羊座

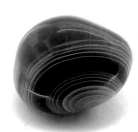

脈輪：眉心輪

療癒性質
帶來保護。

生理層面：對脈搏速率有益。對小外傷（例如瘀青、扭傷和拉傷）有幫助。能緩解便祕。

情緒／心靈層面：有益於進行探測術、占卜、視覺化、出體經驗和連結其他靈性世界的薩滿儀式。

狂紋瑪瑙 Crazy lace agate

一種有「瘋狂」紋樣、帶紋和奶油色、紅色或棕色波浪線條的瑪瑙變種。

常見別名：墨西哥蕾絲瑪瑙（Mexican lace agate）

常見產地：墨西哥

相關星座：雙子座、摩羯座、水瓶座

脈輪：心輪

療癒性質
能帶來自信、平衡、勇氣、自我尊重和活力。

生理層面：有益於心臟、皮膚、口語能力和視力。

情緒／心靈層面：對恐懼有幫助。

錐螺瑪瑙 Turritella agate

棕色的瑪瑙變種，型態為有化石內含物的集合體。

常見產地：美國

相關星座：巨蟹座、水瓶座

脈輪：海底輪

療癒性質
有利於改變和生存本能。

生理層面：有益於食物吸收，特別是微量元素。對改善疲倦、腸蠕動、腹部不適、腹脹和脹氣有幫助。

情緒／心靈層面：有利於大地療癒。對改善優越感和受害者情結有幫助。

霰石 Aragonite

六角形長柱狀晶體（常跟「人造衛星」的形狀相似），也會以纖維狀、集合體或鐘乳石的型態出現。有可能是白色、棕色、黃色、藍色或綠色。

常見產地：摩洛哥、納米比亞

相關星座：摩羯座

脈輪：頂輪

療癒性質
有利於解決問題。讓答案突然浮現。激發耐心、實際性和可靠性。

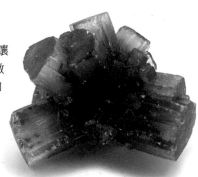

生理層面：有益於皮膚健康。能改善一般性的疼痛、維他命A和D缺乏、發寒、掉髮、皺紋、皮膚硬化和拇囊炎。舒緩因壓力造成的皮膚症狀，例如濕疹和乾癬。

情緒／心靈層面：有利於在冥想前幫助你平穩內心。對緩解壓力和憤怒有幫助。

古銅輝石 Bronzite

型態為集合體、纖維狀產出，罕見的情況下會出現晶體。為棕色中帶有金色小薄片。

常見產地：巴西

相關星座：獅子座

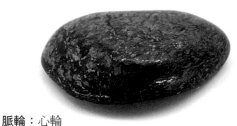

脈輪：心輪

療癒性質
給你勇氣踏上自己的人生道路。幫助你做出決定。

生理層面：有益於酸鹼平衡、鐵質吸收、血紅蛋白和紅血球。對貧血和癌症有幫助。

情緒／心靈層面：有利於帶來自信。

百吉神石 Boji Stone®

灰色／棕色的球形或橢圓形寶石，帶有平滑的紋樣和／或凸起物。大部分是含有鈀金屬及其他微量金屬的黃鐵礦。平滑的寶石被稱為「女性」寶石，有凸起物的被稱為「男性」寶石，常以男女各一配對的方式使用此寶石。

常見產地：美國科羅拉多州的百吉谷是唯一的產地（雖然市面上也有很多被稱為薩滿寶石、麻糬大理石〔mochi marble〕的類似寶石）。

相關星座：金牛座、獅子座、天蠍座、水瓶座

脈輪：海底輪（單顆百吉神石），所有脈輪（成對百吉神石）

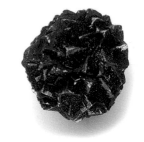

療癒性質
有益於與動物溝通。

生理層面：有利於組織再生和疼痛；能加速復原。

情緒／心靈層面：有利於能量、氣場和接地。以成對使用時，百吉神石會重整身體的能量並平衡所有脈輪。這會給予你能量、回到中心並讓整個身心靈扎根，感覺就像一股能量衝進身體。對能量阻塞有幫助。

空晶石 Chiastolite

有肥大結晶的紅柱石變種，橫截面會出現十字紋樣；有可能是帶有黑色十字紋路的棕色或綠色。

常見別名：十字石、紅柱石（cross stone、andalusite）

常見產地：中國

相關星座：天秤座

脈輪：本我輪

療癒性質
有利於奉獻、改變、解決問題、創意和實際性。能幫助你在困境中保持堅強。

生理層面：有利於了解死亡和臨終過程。對發燒、血液流動、哺乳中母親的母乳量及染色體受損有幫助。

情緒／心靈層面：由於其療癒能量特性的緣故，一般而言是十字架的象徵。有益於重生和出體經驗。

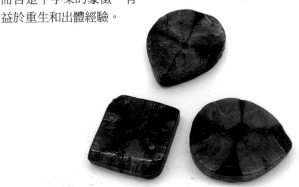

閃電管石 Fulgurite

與各種雜質自然融合的石英，呈現各種棕色調，是因為閃電擊中砂、土而生成的寶石。

常見別名：閃電熔岩、雷擊石、焦石英（其中一種類型）（petrified lightening、lechatelierite）

常見產地：利比亞

相關星座：雙子座、處女座

脈輪：眉心輪

療癒性質
有利於溝通和專注。

生理層面：有益於耳朵、鼻子、喉嚨、食道、腸子和結腸健康。

情緒／心靈層面：有利於通靈技巧，特別是探測術。

黑松來 Hessonite

一種棕色或肉桂色／黃色的鈣鋁榴石。

常見別名：肉桂石（cinnamon stone）

常見產地：馬達加斯加

相關星座：牡羊座

脈輪：本我輪、太陽輪

療癒性質
有利於面對新挑戰和帶來勇氣。

生理層面：有益於嗅覺和淋巴系統健康。對改善胃腸鼓脹和腸絞痛有幫助。

情緒／心靈層面：有利於冥想（幫助你達到下一個層級）。對緩解自卑感和負面思緒有幫助。

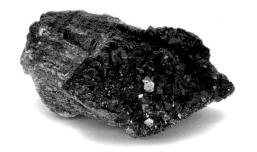

風景碧玉／風景石 Picture jasper／Picture stone

深棕色或棕色的碧玉變種，上面帶有如同遠古圖畫的紋路。

常見產地：美國、南非

相關星座：獅子座

脈輪：眉心輪

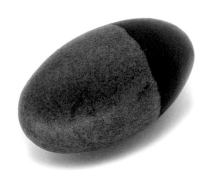

療癒性質
讓你看到更宏觀的局面。有利於開啟自己的事業。

生理層面：有益於免疫系統、腎臟和皮膚健康。

情緒／心靈層面：有利於創意視覺化。能釋放深藏的悲傷和害怕。

印度神石 Lingham

棕色／奶油色的碧玉變種，形狀與橄欖球類似。

常見別名：濕婆石、濕婆神石（Shiva Lingham、Narmadeshvara Lingham）

常見產地：印度恆河和支流

相關星座：天蠍座

脈輪：全部

療癒性質
生理層面：有益於生殖、脊椎、體液和前列腺。對改善水腫、背痛和更年期有幫助。

情緒／心靈層面：有利於靈魂排毒、連接高我、在冥想中達到高峰經驗。對連接生理和靈性能量有幫助。可以強化男性能量。

隕石 Meteorite

這些源自太空的石頭一般都有四十五億年的歷史（最久會到一百三十億年），是來自火星、月亮、彗星的彗頭、小行星帶和「大爆炸」的殘留物。其組成成分中的礦物也存在於地球上，但不同之處在於，因為它們是在真空狀態的太空裡產生，所以礦物分子間不像地球上的礦物會有空隙。隕石有三種：鐵質、球粒隕石和無球粒隕石。通常是棕色或黑色（可能會因為經過拋光變成銀色）。其他太空礦物包含黑隕石和捷克隕石。

常見產地：阿根廷、俄羅斯、納米比亞、中國

相關星座：全部

脈輪：頂輪、海底輪

療癒性質

有益於耐力。有助於提升空間概念。如果你正在進行移民至他國的程序，會很有幫助。

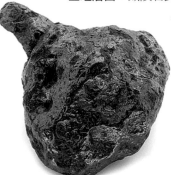

生理層面：鐵隕石對改善貧血有幫助。

情緒／心靈層面：有利於冥想、連結遠方的朋友和所愛之人或其他世界。對緩解憂鬱、沒有條理和思鄉有幫助。

球粒隕石和無球粒隕石都不可製成水晶水。

鉀雲母 Muscovite

為雲母變種，通常型態為層疊片狀、花朵狀、書本狀、鱗狀、集合體以及其他結晶型態。顏色包含棕色、綠色、粉色、灰色、紫羅蘭色、黃色、紅色或白色。

常見產地：巴西

相關星座：獅子座、水瓶座

脈輪：心輪

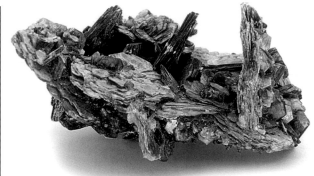

療癒性質

有利於加速思考、解決問題和做出重大的人生決策。當你擔心自己或其他仰賴你的人受到某些人生中的重大事件影響時，它會很有用。

生理層面：平衡睡眠模式。對改善過敏、糖尿病、飢餓、脫水、單核細胞增多症（腺熱）和失眠有幫助。

情緒／心靈層面：有利於表達情緒、進行薩滿靈視和冥想。幫助你聆聽自己的直覺並接觸高我。對緩解不安全感、自我懷疑、悲觀主義、過往課題、憤怒、發怒、過多的緊張能量和痛苦的情緒有幫助。

金絲紅曜石 Mahogany obsidian

棕色／黑色的黑曜石變種。

常見別名：虎絨黑曜石、桃花木黑曜石、桃紅黑曜石

常見產地：墨西哥

相關星座：天秤座

脈輪：海底輪

療癒性質

在需要的時刻帶來活力和力量。幫助你達成目標。

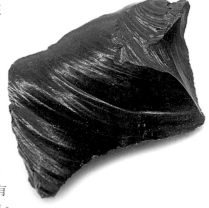

情緒／心靈層面：對釋放阻滯的能量有幫助。有助於舒緩緊張焦慮。

矽化木 Petrified wood

樹木在化石化的過程中，有機物質被一種或多種礦物質取代；通常是瑪瑙、玉髓或石英（但也有可能看到其他種類的礦石）。顏色有棕色或是任何木質色，也可是瑪瑙、玉髓和蛋白石的顏色。

常見產地：美國、馬達加斯加

相關星座：獅子座

脈輪：海底輪

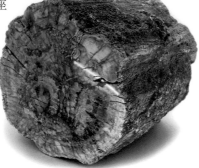

療癒性質
有利於長壽和心理平衡。可以與汙染物對抗。

生理層面：有益於骨骼健康。對改善關節炎、過敏、花粉熱和感染有幫助。

情緒／心靈層面：能幫助你接地。能和緩情緒，釋放壓力。對接觸前世有幫助。

煙水晶 Smoky quartz

棕色或黑色的石英變種，顏色來源是晶體形成的過程中，受到共生的天然輻射礦物照射。這個過程可以很有效率地在實驗室中重現，因此很多煙水晶都是人造的。

常見別名：茶晶（smokey quartz、carnigorm）

常見產地：巴西、馬達加斯加、美國

相關星座：射手座、摩羯座

脈輪：海底輪

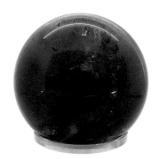

療癒性質
有益於活力、直覺、生存本能、男性能量和心靈活動。能透過消解負面能量的方式提供保護（在儀式中非常有用）。如果你會習慣性花太多錢，這款寶石會非常有幫助。幫助你在人生道路上向前進。

生理層面：有利於身體表達以及性能量。有益於雙腿、膝蓋、腳踝、雙手和雙腳健康。對改善口吃有幫助。

情緒／心靈層面：有利於接地、放鬆、鎮靜、冥想和解夢。能夠幫助導引能量流經雙手（例如靈氣或靈性療癒）。對緩解負面思緒、憤怒、抑鬱、絕望和悲傷有幫助。加速因果報應。

金紅石 Rutile

針狀的結晶，常看到此寶石穿透石英、鈦晶和其他柱狀晶體。顏色包含銅色、銀色、紅色、棕色、紅色／棕色、黑色、黃色、金色和紫羅蘭色。

常見英文別名：Angel hair

常見產地：巴西

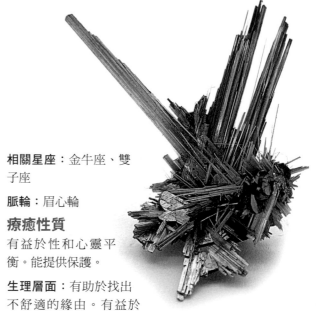

相關星座：金牛座、雙子座

脈輪：眉心輪

療癒性質
有益於性和心靈平衡。能提供保護。

生理層面：有助於找出不舒適的緣由。有益於血管健康。對改善支氣管炎、疲憊的眼睛和傷口有幫助。可幫助哺乳中的婦女增加母乳量。

情緒／心靈層面：對氣場、出體經驗和遙視有益。

砂岩 Sandstone

含有砂粒的礦石，可能是奶油色／白色、深棕色或鏽棕色（有時候顏色會相互交雜），也有可能會有美麗的彩虹色氧化物。

常見產地：印度、英國、美國

相關星座：雙子座

脈輪：本我輪

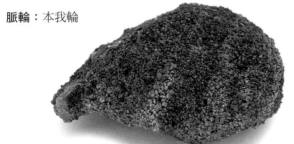

療癒性質

有益於創意和人際關係。在團體中使用很有幫助。能幫助清晰思考；對容易分心的人有幫助。

生理層面：有利於視力和指甲健康。對傷口、斷骨、水腫和掉髮有幫助。

情緒／心靈層面：有利於避免你在冥想時分心。對改善情緒化和易發脾氣有幫助。

龜背石 Septarian

為泥鐵礦的礦瘤產生裂縫後，有其他礦物沉積其中而形成。這些沉積的礦物包含：方解石、碧玉、白雲石、霰石，偶爾會出現重晶石。

常見產地：澳洲、馬達加斯加、美國

相關星座：金牛座

脈輪：海底輪

療癒性質

有益於耐心、毅力和忍受力。有助於進行公開演講、聲音治療和神經語言程式學（NLP）。可幫助你建立對環境的覺知。

生理層面：有利於身體柔軟度。有益於牙齒、骨骼和肌肉健康。對改善黑色素瘤有幫助。

情緒／心靈層面：有利於你的情緒彈性。

十字石 Staurolite

為短柱狀晶體，因晶體常有十字形的貫入雙晶而得名。

常見別名：妖精十字架（fairy cross、fairy stone）

常見產地：法國、俄羅斯

相關星座：雙魚座

脈輪：海底輪

療癒性質

帶來好運。對靈性儀式、提供保護和時間管理很有用。

生理層面：對發燒和瘧疾有幫助。在戒煙時期很有用。可以克服易上癮的人格特質。

情緒／心靈層面：對緩解壓力和抑鬱有幫助。

鈉鎂碧璽 Dravite

棕色的碧璽變種。

常見別名：褐電氣石、鎂電氣石

常見產地：澳洲、巴西、歐洲、尼泊爾

相關星座：牡羊座

脈輪：海底輪

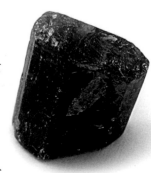

療癒性質

適合保護。對環境有幫助。

生理層面：有益於腸道健康。對改善斑點和痘痘有幫助。

情緒／心靈層面：有利於氣場和與大地連結。

Chapter4
水晶療法

了解病痛

　　健康是一種生理、心理、情緒和精神能量的平衡狀態，這些能量都存在於並且環繞於我們自身。周遭的能量是來自於與我們互動以及體驗到的世界，也因此我們都無可避免地與環境連結。佛教概念中的「空」、科學理論中例如愛因斯坦的相對論，甚至費曼的量子動力學以及量子領域理論，全都認為世界上所有的事物都是相互連結的。「每件事物都是獨立個體」的概念實為虛幻，每一個獨立的動作都會影響到其他，並且持續擴散。

平衡能量

　　當你的能量平衡時，我們就會處於一個舒適的狀態；當能量不平衡，我們就會處於「不舒適」的狀態，而且非常容易受到各種疾病的侵擾。本書中都用「不舒適」一詞，而非「生病」，是為了強調不平衡，告訴我們病痛是來自於我們自身的失衡。天使石、藍紋瑪瑙、方解石（所有種類）、紅玉髓、狂紋瑪瑙、祖母綠、碧玉、蛋白石、石英水晶、紅寶石、金紅石、銀、虎眼石和碧璽，都會在不同的面相幫助我們平衡能量、移除不舒適並且在過程中維持或恢復健康狀態。

　　無論是情緒、心理或精神上的壓力，都可能會轉為生理病痛的症狀，跟身心症並不一樣的是，這些病痛都是真實存在的。多年累積的壓力可能會讓身體變虛弱。紫水晶、紅玉髓、黑曜石、軟錳礦、流紋岩、金紅石、光澤黑曜石、舒俱徠石、鈉硼解石和綠簾花崗石可以幫

你辨識、了解、進而轉化增加壓力的潛在情境。

長期的情緒緊繃有時會很不幸地轉為生活的一部分，為了要應付這樣的狀況，你會開始接受或忽略它。一旦如此，你的行為模式就很難改變了。上述的這些水晶可以幫助你辨識引起不舒適的潛在原因，也有可能在你與水晶們合作處理某種外顯症狀時，會發掘出這些潛在因素（請參考〈生理疾病療法〉，第107頁～第123頁）。

這章中有超過250種針對一般性病痛的水晶療法，前半段是生理疾病療法，後半段是情緒疾病療法，內容包含針對每種羅列症狀建議使用的水晶處方，為了方便你參考，會分別條列呈現，要注意有許多生理上的症狀都是來自情緒因素。第二部分是關於能強化靈性領域和生活的水晶。你可以在這裡找到更多幫助自我成長的水晶，從提供靈性保護到幫助你與動物溝通，或是給予你的創意天賦更多靈感等等。

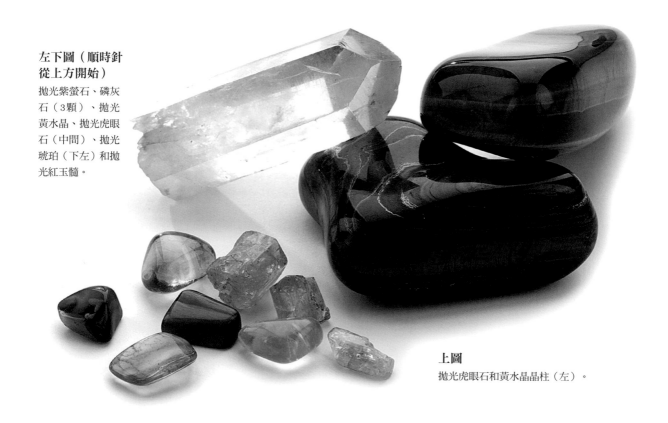

左下圖（順時針從上方開始）
拋光紫螢石、磷灰石（3顆）、拋光黃水晶、拋光虎眼石（中間）、拋光琥珀（下左）和拋光紅玉髓。

上圖
拋光虎眼石和黃水晶晶柱（左）。

生理疾病療法

水晶的運作方法是平衡我們的微量能量（也被稱為氣、生命氣或生命能量）。當這些能量慢慢地找到一種均衡時，我們的健康狀況就會好轉，因病痛導致的症狀就會完全消失。

所有生理病痛都有潛藏的原因，而水晶將會直接找出病因。生理症狀可能是來自許多種隱藏的原因，所以，如果你沒有從特定一種水晶感受到正向改變，試著換另一種水晶。我會針對一種病痛列出多款水晶，請你試著從**粗體字**的水晶開始，如果你在30分鐘內一點反應都沒有，換另一種試試看，或是找找看其他關於這種病痛的其他描述。如果有遲疑，試試**石英水晶**、阿賽斯特萊石、綠簾石、矽鈹石或舒俱徠石，它們通常對所有狀況都有幫助。紫螢石可以從深層靈魂面對大多數的不舒適狀況提供幫助，而藍矽銅礦水晶水對於所有小型病痛的治療都有效果，鳳凰石可以強化其他水晶的療癒效果。如果在一個病痛條目中看到「+」的記號，代表應該同時使用多款水晶。如果你常常針對相同的症狀使用同樣的水晶，效果就會愈來愈好、速度也會愈來愈快。

由於水晶會移動你的能量，所以你在感覺變好之前，有段時間可能會反而覺得更差。不要為此擔憂，雖然有些狀況下這樣的感受會延續到最多21天，但通常只會持續幾分鐘。水晶可以淨化或排除脈輪系統的毒素，在這種狀況下，你可能會發現生理症狀改變，而且可能會轉移到身體各處。這是因為水晶將深藏心中、你不想面對的問題都拉到表面，如果你讓這個程序繼續進行，最終你會感受到無法置信的舒適感。

我個人和其他人的經驗是，完整的水晶療癒療程會讓被療癒者的整體狀況變得更好。你應該注意到的是，症狀都是在表達一種潛藏的疾病或不舒適。因此，如果你覺得不舒服，我們還是會強烈建議你尋求合格醫療或其他替代治療的幫助。雖然科學已經證實水晶可以做到許多事情，但截至目前為止，仍沒有實驗證據可以證實水晶對於人類的生理病痛有直接療效。

腹部絞痛

拿一顆**黃水晶**或白色珊瑚放在最痛的點上30分鐘。攜帶或配戴黃水晶，降低或預防此病狀再次發作。

腹脹

將一顆符山石放置在患處。

膿瘍

將一顆**紫水晶**放置在患處，或外用玉製的水晶水。

跟腱斷裂

將藍線石或菱鎂礦放在患處。

肌肉痠痛

將一顆東菱玉放在痠痛的肌肉處至少30分鐘，平日可隨身攜帶粉晶或紫龍晶。霰石水晶水也有幫助。如果症狀持續，可以將一塊磁石貼附在患處上。

胃食道逆流

將斑銅礦、白雲石或**橄欖石**放在胸部覺得不適的區域上。當胃酸下降後，將寶石隨之往下移動，直到不舒服的感覺消失。攜帶或配戴橄欖石，可以減少或預防此症狀出現。

胃酸過多

攜帶或配戴白雲石或**橄欖石**。

酸中毒

攜帶或配戴橄欖石。

痘痘

攜帶或配戴下列任何一種水晶（或在床邊、其他你會長期停留的地方放一顆大水晶）：**紫水晶**、琥珀、鈉鎂碧璽、玉或透石膏。每天將其中一種水晶放在症狀最糟糕的地方；你也可以製作**琥珀**水晶水在皮膚上使用。

上癮症

紫鋰輝石是嚴重上癮症最好的選擇，**鋰雲母**是用於比較溫和的狀況，而**藍玉髓**可以針對童年問題造成的相關狀況。紫水晶可以幫助去除症狀。**藍玉髓+角礫碧玉+鋰雲母+橄欖石+拓帕石**、菱鋅礦或沸石可以對酒精成癮帶來幫助。**鋰雲母**或十字石可以讓你擺脫成癮性格。在戒除成癮症狀後，重晶石可以加快你回到正常生活的速度。

腎上腺失調

如果要治療庫欣氏症候群和高醛固酮症，可以每天都握一顆**舒俱徠石**至少30分鐘。白雲石、軟玉、粉晶和黑

色碧璽，或是東菱石水晶水也可能會有幫助。

後天免疫缺乏症候群（AIDS）

針對後天免疫缺乏症候群的療程一定要每天進行，最好可以由受過訓練的水晶治療師執行。**雪佛龍紫水晶**、星雲石、透鋰長石、塊閃鋅礦和鈦石英都會有幫助；透視石可以增加T細胞的數量。也可以參考「**免疫系統**」以及後天免疫缺乏症候群發病時的其他獨立症狀。

暈機

攜帶赤鐵礦+綠松石。可以把玩這些寶石，盡可能增加皮膚接觸。

過敏

攜帶或配戴葉鈉長石、鉀雲母、矽化木、拓帕石、**綠松石**或鋯石，以預防並治療所有過敏症狀。**精靈水晶**水晶水可以用於皮膚過敏。**綠泥石**對於立即舒緩過敏反應症狀非常有用。

脫髮

將透鋰長石放在患處。

阿茲海默症

攜帶或配戴白鉛礦或**亞歷山大石**。琥珀或紅紋石對於記憶力有幫助。

貧血

全天隨時攜帶或配戴雞血石、斑銅礦、古銅輝石、黃水晶、**石榴石**、針鐵礦、赤鐵礦、隕石、葡萄石、紅寶石、閃鋅礦或鐵虎眼。狀況改善後需持續配戴至少3個月，以避免復發。

肛門不適（原因可能是痔瘡、輕微感染或發炎狀況，例如克隆氏症）

在你的座墊或靠墊下放一顆**黃水晶**、虎眼石或鷹眼石。

擁有健康的骨骼

　　如果要有健康的骨骼，可以與下述的水晶合作（攜帶或配戴它們，將它放在相關的位置，並／或放一顆大型水晶在你附近）：紫水晶、藍銅礦／孔雀石、珊瑚、白雲石、祖母綠、**螢石**、石榴石、白紋石、玉、青金石、菱鎂礦、**矽化木**、紫螢石、黃鐵礦、薔薇輝石、方柱石、雪花黑曜石或鋯石。石膏以及**龜背石**水晶水可以強化脆弱的骨頭。

過敏性休克

在狀況控制下來後，月光石可以加快復原速度。

心絞痛

攜帶或配戴斑銅礦、**透視石**或祖母綠；可在你的床邊、桌上或其他你會長時間停留的地方放一顆大型水晶。攜帶或配戴菱鎂礦，可以增進冠狀動脈健康。

腳踝不適

將煙水晶放在患處。

腳踝無力

將煙水晶放在腳踝。

厭食症

攜帶或配戴紅玉髓或**螢石**。每天與螢石一起冥想（請見第二章）並在進食前握著一顆螢石。

食慾

紅玉髓可以增進食慾，而磷灰石可以降低食慾。

愛滋相關症候群（ARC）

請見「後天免疫缺乏症候群（AIDS）」條目以及個別症狀。

動脈硬化

將**葉鈉長石**或菱鎂礦放在患處。

關節炎

每天將下述的水晶放在病症最嚴重的關節至少30分鐘：磷灰石、藍銅礦、藍紋瑪瑙、藍礬、鳳凰石+銅礦、石榴石、金、磁石、孔雀石、黑榴石、矽化木、薔薇輝石、黑色碧璽或綠松石。你可能會發現當一個關節狀況好轉時，另一個關節狀況反而變差。紫水晶水晶水也可以緩解慢性症狀。

氣喘

下述水晶可以緩解氣喘症狀：琥珀、紫水晶、藍銅礦／孔雀石、紅玉髓、鳳凰石、葉鈉長石、玉、摩根石、粉晶和釩鉛礦。如果你的氣喘是因為花粉過敏引起，可以

水晶消毒劑

祖母綠、孔雀石和琥珀都有滅菌性質，在遭遇小型切傷或割傷時會很有用。將祖母綠或孔雀石靠近你的皮膚，或使用琥珀水晶水（請參考第23頁，了解如何製作水晶水）。

攜帶或配戴**綠松石**。如果你的氣喘是天生的，並與花粉症無關，可以攜帶或配戴**祖母綠**。

散光

在眼瞼上放置橄欖石。

收斂

輕輕地用藍寶石在皮膚上搓揉幾秒，幫助毛孔收縮。

注意力不足過動症（ADD／ADHA／ADHD）

配戴**紫龍晶**和透綠柱石，晚上將它們放在床邊。握著**藍色方解石**對緩解立即性的症狀有幫助。

自閉症

配戴**紫龍晶**、金、**透綠柱石**或蘇打石，晚上將它們放在枕頭下或床邊。

背部劇痛

被壓迫或腫脹的神經可能會導致嚴重的疼痛，躺下並在上背或下背放置紅玉髓、鉻雲母、石榴石、金、印度神石、石英水晶、**透石膏**或太陽石。如果有慢性背痛，可以攜帶或配戴這些水晶。

腰痠背痛

趴下並將一顆長的**透石膏**放在脊椎上，或在晚上把寶石放在床墊下。攜帶螢石、赤鐵礦、碧玉、青金石、印度神石、磁鐵礦、藍寶石或綠松石。**東菱玉**或拓帕石對於因為肌肉受傷而導致的疼痛有幫助。針對下腰痛可以使用螢石。

細菌感染

攜帶、配戴或將以下寶石靠近患處：琥珀、**紫水晶**、祖母綠、玉或軟玉。也可以參考感染的特定症狀。

平衡問題

紫水晶、天使石、磷灰石、雞血石、百吉神石（一對）、紅玉髓、透視石、祖母綠、玉、孔雀石、捷克隕石、橘方解石、**石英水晶**、紅寶石、鈦晶、蘇打石、虎眼石和碧璽都有幫助。每天握住上述任何一種寶石，靜靜坐著30分鐘，直到平衡改善。

打嗝

攜帶或配戴綠柱石。

貝爾氏麻痺症

每天多次將東菱玉+石榴石+鋯石靠近患處5～10分鐘，以舒緩症狀。全天攜帶這些寶石，並在晚上將寶石放在枕頭下或靠近床邊。

膽管問題

如果要治療跟膽管狹窄相關的問題，可以攜帶或配戴**祖母綠**或碧玉。每天將其放在肝臟上方的皮膚至少30分鐘。

膽汁分泌過多

拿著**祖母綠**或珍珠。

昆蟲叮咬

將祖母綠、月光石或**硫磺**放到患處。

膀胱問題

要治療感染或失禁，可以攜帶或配戴**琥珀**、玉、碧玉、葡萄石、碧璽或釩鉛礦。你也可以將一小塊寶石貼附在皮膚上。如果你有膀胱感染，可以配合**鈣鉻榴石**使用。

腹脹

將綠泥石、珍珠、**錐螺瑪瑙**或沸石放到靠近腹部的地方。

血液循環／流動

要促進血液循環，可以攜帶或配戴紫水晶、瑪瑙、藍銅礦／孔雀石、雞血石、空晶石、綠泥石、銅礦、珊瑚、透視石、方鉛礦、**石榴石**、金、金色方解石、鋰雲母、月光石、兔尾石、蛋白石、畢卡索大理石、黃鐵礦、紅紋石、粉晶、紅寶石、閃鋅礦、黑隕石、綠松石或磷鋁石。

血液淨化／排毒

攜帶，或在你心臟上方的位置配戴這些水晶：**紫水晶**、銅礦、石榴石、玉、紅寶石或碧璽。

凝血／流血（輕微）

將雞血石、紅寶石、藍寶石或**藍矽銅礦**拿近傷口處。

血液疾病

攜帶或配戴下述水晶的任意組合（選擇你被吸引的那幾款）：**鐵鋁榴石**、海水藍寶、雞血石、藍石英、水矽釩鈣石、鳳凰石、朱砂、方鉛礦、金、**赤鐵礦**、孔雀石、粉晶和鐵虎眼。

血壓

如果血壓波動大，可以攜帶或配戴**透視石**或彼得石。如果是血壓過低，攜帶或配戴石榴石、**紅寶石**或碧璽。如果是血壓過高，攜帶或配戴鳳凰石、綠玉髓、祖母綠、玉、硬玉、紫鋰輝石或**蘇打石**。

血糖不穩定

攜帶或配戴鳳凰石。

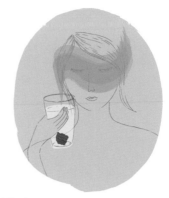

你可以用水製造水晶水來飲用或外用於皮膚上。在製作前，要先確認水晶是否適合製作，請參考第32～103頁的〈尋找水晶〉章節。

體味

攜帶或配戴**菱鎂礦**或太陽石，以減輕消除體味。

瘤

將方鉛礦或**藍寶石**放在患處，或飲用兔尾石水晶水。

骨癌

隨時攜帶或配帶方解石、**橄欖石**、鈦石英和斑馬寶石。此外，可以將寶石放在感到不舒服的地方。

骨髓疾病

攜帶或配戴雞血石、玉髓、鈷華、青金石、縞瑪瑙或紫螢石。**石榴石**與重新製造血液有關，能促進紅血球生成，可以攜帶或配戴此寶石。

一般性的骨骼疼痛

將**磁鐵礦**或粉晶放在患處。

腦損傷或腦外傷

將海水藍寶、綠簾石、**藍碧璽**、藍晶石、黃鐵礦、紅寶石、虎眼石或綠碧璽拿到靠近頭部的地方。

乳房疾患

如果是非癌症（良性）的腫塊和乳房纖維囊腫，可以將**兔尾石**放到患處。

緩解呼吸困難

配戴鳳凰石或**綠松石**的墜子或握著寶石。釩鉛礦也可以幫助控制呼吸。

支氣管炎

配戴紅玉髓、黃銅礦、**鳳凰石**、碧玉、星雲石、黃鐵礦、軟錳礦、金紅石、碧璽或綠松石的墜子。

瘀血

將天使石、**螢石**、金、磁鐵礦、軟錳礦或紅鋰電氣石拿近瘀血處。

暴食症

攜帶或配戴螢石，並在進食前握著它一小時。

拇囊炎（拇趾外翻）

將磷灰石或霰石放在患處。

燒傷

如果是輕度燒傷，可以將**粉晶**放在患處；如果是嚴重的燒傷，將寶石拿近患處即可，但不要直接接觸到受傷的組織。

滑囊炎

將銅礦放在有病症的關節上。如果狀況嚴重，可以把它貼在關節處。

缺鈣

攜帶或配帶**方解石**、綠泥石、石榴石、龜背石、蘇打石、輝沸石或錳勤簾石。

生理鎮靜

握著橘色方解石。

癌症

攜帶或配戴**紫水晶+紅玉髓+黃水晶**、阿賽斯特萊石、古銅輝石、銅藍、白雲石、黑榴石、**橄欖石**、透鋰長石、透石膏或**舒俱徠石**。將它們放在任何覺得不舒適的地方，愈久愈好，每天需要幾次就進行幾次。你也可以將寶石貼在覺得不舒適的地方。孔雀石對於非惡性腫瘤有幫助。螢石在病情早期有幫助。

腕隧道症候群

每天將鉻雲母或**畢卡索大理石**放在有病症的關節上至少30分鐘。

軟骨受傷

每天將大麥町石、**拉利瑪**或太陽石放在有病症的關節上至少30分鐘，可以減輕疼痛。

白內障

用**鮑魚貝水晶水**洗眼睛，或將**方柱石**或綠松石覆蓋眼睛。

蜂窩性組織炎

外用苔紋瑪瑙水晶水。

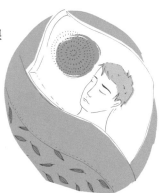

將**黃鐵礦**放在枕頭下面以減少打鼾。

中樞神經系統失調

攜帶或配戴火蛋白。

化療副作用

攜帶、配戴**黃銅礦**，或將黃銅礦放在床附近。

胸腔症狀

請參考**心臟、肺部**和**脾臟**。

凍瘡

將金放在患處。

霍亂

握著**孔雀石**或將孔雀石放在床邊。攜帶或配戴**蛋白石**，以保護自己免於此疾病的侵擾。

膽固醇失衡

攜帶或配戴**鮑文玉、藍礬、金綠玉**、菱鎂礦或黃螢石，以平衡血液中各類型的膽固醇。

慢性疲勞症候群

攜帶或配戴**透鋰長石、紅紋石+薔薇輝石+拓帕石**。

絞痛

將**黑松來**或**軟玉**放在不舒服的地方。

結腸炎

攜帶或配戴**瑪瑙+黃水晶+黑曜石+橄欖石+虎眼石**或綠螢石，並且放在不舒服的地方，直到症狀緩和。

結腸疾病

攜帶或配戴**瑪瑙**、閃電管石、綠螢石、岩鹽、黑曜石或橄欖石，將之放在任何不舒服的地方。

一般感冒

攜帶或配戴**紅玉髓**、螢石、綠蛋白石、煤玉或**拓帕石**。苔紋瑪瑙對改善症狀也有幫助。

膚色暗沉

攜帶或配戴**東菱玉**或**粉晶**，或用粉晶水晶水洗臉。攜帶或配戴**鐵鋁榴石**或石榴石。

結締組織疾患

攜帶或配戴**葡萄石**或粉紅蛋白石。

便祕

將**琥珀**放在一杯水中一小時，然後喝下水晶水。將巴西瑪瑙、鋰雲母、月光石或**綠碧璽**放在腹部（如果有慢性便祕，可以配戴這些寶石）。

痙攣

隨時攜帶或配戴**針鐵礦**或菱鎂礦以降低發作機率。

降低體溫（在熱天氣中）

攜帶或配戴海水藍寶，若有需要可以握在手中。

協調

攜帶或配戴金，並且在開始複雜工作前握著它幾分鐘。

雞眼

將腳泡在溫熱的白鐵礦水晶水中。

咳嗽

攜帶或配戴粉晶。

抽筋

攜帶或配戴東菱玉、大麥町石、**赤鐵礦**、硬玉、碧玉、鋰雲母或**磁石**。也可以將寶石放到患處。**鳳凰石**對於手臂或腿的抽筋也有效。

危急狀況

斜綠泥石可以讓你穩定下來，並且應該於各種緊急狀況中使用。

克隆氏症

隨時攜帶或配戴**東菱玉+紅玉髓+鳳凰石+黃水晶+苔紋瑪瑙+鷹眼石+橄欖石+碧璽**。將其放到不舒服的區域。

割傷和擦傷

將**碧玉**放在受傷處，或在皮膚塗上**紅玉髓**水晶水。

膀胱炎

攜帶或配戴玉或鈣鉻榴石，放在任何不舒服的地方，例如腹部或腎臟的位置。

聽覺障礙

攜帶或配戴青金石。

脫水

握著綠簾石、**苔紋瑪瑙**、鉀雲母或鈦石英；隨身帶著水晶直到身體復原。

皮膚炎

將銀星石放在患處。

靈巧

每天握綠玉髓、赤鐵礦或**煙水晶**20～30分鐘。

糖尿病

隨時攜帶或配戴鳳凰石、鉀雲母、蛋白石、粉紅蛋白石、**石英水晶+蘇打石**、雨林碧玉或蛇紋石。

腹瀉

攜帶或配戴**東菱玉+鷹眼石**或透視石；兔尾石對輕微症狀有幫助。

消化系統和消化問題

黃水晶、針鐵礦、紅鋰電氣石和虎眼石在治療任何消化相關的症狀時很有用。攜帶或配戴這些寶石，或將其放在患處，以舒緩不適感。黑曜石、黑蛋白石、紅玉髓、鳳凰石、**黃水晶**、珊瑚、燧石、金、苔紋瑪瑙、拉長石、青金石、鋰雲母、蛋白石、球形碧玉、珍珠、橄欖石、畢卡索大理石、彼得石、黃鐵礦、菱鋅礦、虎眼石、碧璽或黃碧玉也都有幫助。

不舒服

將**石英水晶**的水晶柱以順時針在患處繞圈，直到不舒服的感覺消失。或是手握著**舒俱徠石**並將注意力集中在不舒服的地方。

憩室炎

攜帶或配戴符山石或**虎眼石**。將其放在不舒服或疼痛的區域，次數和時間長度依據需求而定。

暈眩

握著透視石或**青金石**直到症狀停止。

DNA／RNA

紫黃晶、鮑文玉、黃銅礦、赫基蒙鑽石和**豹紋流紋岩**都會刺激DNA／RNA進行複製，這是療癒和生長的必要歷程。

酒醉

在喝酒時攜帶或配戴紫水晶，可以減緩酒精的效果，並降低喝太多的傾向。

內分泌腺疾病（例如糖尿病）

攜帶或配戴水砷鋅礦。

閱讀障礙

攜帶或配戴金、方柱石、黑色碧璽或**舒俱徠石**。

內耳疾病（梅尼爾氏症、聽覺障礙、暈眩和眩暈）

將藍螢石拿到接近耳朵的地方。

耳朵痛

輕輕地用石英水晶的水晶柱在耳朵附近，順時針繞小圈，直到不舒服的感覺消失。

飲食失調

在吃飯前握著紅玉髓或**螢石**一小時，吃飯時將寶石放在桌上。經過幾個禮拜後，你的飲食模式將回歸正常。

濕疹

每天將**鉻雲母**、藍晶石或透石膏放在病症最嚴重的地方30分鐘。如果有些地方好轉、有些地方狀況變差，不需要擔憂，只要每天持續選擇情況最嚴重的地方即可。在兩個禮拜後，情況應該會有顯著的改善。也可以試試看霰石水晶水。

肺氣腫

攜帶、配戴或將鳳凰石、火蛋白、**拉長石**、摩根石或薔薇輝石拿近胸腔。

內分泌腺失調

將**紫水晶**、金色方解石或彼得石放在出問題的地方，並在平日攜帶或配戴寶石。琥珀、紫水晶、**藍石英**或藍寶石對於整個內分泌系統都有幫助。晚上睡覺時可以將它們放在床邊。

子宮內膜異位症

攜帶、配戴或將玉放在疼痛或不舒服的地方。

生理耐力

攜帶或配戴岩鹽、磁鐵礦、孔雀石、隕石、龜背石、蘇打石或**輝銻礦**。將斑馬寶石放在運動員接受訓練的場所。

（因生理不適導致的）能量阻塞

將百吉神石、**藍晶石**、金絲紅曜石或玫瑰榴石放在你覺得身上能量不通的地方30～60分鐘。你可以依據生理症狀來擺放，或是單純跟隨直覺也可以。攜帶這些水晶而且每天重複進行，你會發現阻塞的能量被排除。生理症狀也可能會消失，或你可能會感覺重新獲得能量，或變得冷靜且平和。鉻雲母、玫瑰榴石、蛇紋石和**銀星石**也能增進能量流動。你也可以攜帶或配戴黃銅礦或**紫鋰輝石**，並且將它放在能量阻塞的地方（如果你知道在哪裡）。

能量過剩

握著螢石、橘色方解石或**紅色方解石**（攜帶或配戴寶石，可達到長期緩解的效果）。

生理能量

攜帶或配戴鐵鋁榴石、斑銅礦、**紅玉髓**、黃水晶、鑽石、金、金色方解石、石英水晶、紅寶石、鈦晶、煙水晶、尖晶石、硫磺、太陽石、拓帕石或黃碧玉。

癲癇

隨時攜帶或配戴**孔雀石+舒俱徠石**，也可以試試看斑銅礦、金、煤玉和透石膏。

紅斑

每天多次將**金**或透石膏放在患處20～30分鐘，直到紅斑消失。每天重複至少持續一週，直到症狀減輕。

食道疾病

如果要治療克隆氏症或食道疼痛這類的疾病，攜帶或配戴黃水晶、閃電管石、**藍碧璽**、輝銻礦或虎眼石，並且將它靠近任何疼痛的地方。

耳咽管阻塞（源自於感冒、鼻竇阻塞和海拔高度變化，例如飛行）

將青金石放在耳朵後面10分鐘。如果有需要，可以不斷重複。

筋疲力竭

如果是長期症狀，攜帶或配戴霰石、**銅礦**、丹泉石或釩鉛礦。

眼疾

每天將虎眼石放在眼瞼上10分鐘數次。

眼睛疾病

將異性石、苔紋瑪瑙、玉或方柱石放在眼瞼上15～30分鐘，重複直到症狀改善。你也可以以同樣的方式使用下述寶石以幫助雙眼：鮑魚貝、鐵鋁榴石、海水藍寶、水矽釩鈣石、天青石、紫龍晶、雪佛龍紫水晶、透明螢石、銅藍、**火瑪瑙**、金、苔紋瑪瑙、藍碧璽、拉長石、月光石、蛋白石、軟錳礦、方柱石、閃鋅礦、**丹泉石**、鈉硼解石或釩鉛礦。雪花黑曜石水晶水也會有幫助。

眼睛疲勞

將東菱玉+火瑪瑙放在眼瞼上。

眼瞼不舒服（例如眼瞼炎）

將透鋰長石放在眼瞼上。

眼睛痠

將透明螢石放在眼瞼上。

眼睛疲勞

用**藍紋瑪瑙水晶水**洗眼睛，或將金紅石放在眼瞼上。

視力不佳

將瑪瑙、魚眼石、海水藍寶、重晶石、黑蛋白石、藍紋瑪瑙、礫背蛋白石、黃水晶、透明螢石、狂紋瑪瑙、鑽石、祖母綠、孔雀石、**火瑪瑙**、**火蛋白**或蛋白石放在眼瞼上。用雪花黑曜石水晶水洗眼睛。

疲勞

攜帶或配戴藍蛋白石、**灰紋瑪瑙**或錐螺瑪瑙。透過握著錐螺瑪瑙可以儲存能量，可以隨身攜帶，特別是要開夜車的時候。

腳痠
將**拉利瑪**、縞瑪瑙或煙水晶放在患處。太陽石可以舒緩腳痛。

促進生育
攜帶或配戴黑蛋白石、鮑文玉、綠玉髓、朱砂、祖母綠、石膏、玉、印度神石、**月光石**、珍珠、**粉晶**、精靈水晶、黑隕石或綠簾花崗石，每個晚上將寶石拿到腹部至少10分鐘。你也可以和鈣鋁榴石一起冥想。

發燒
拿著或是把下列寶石放在你的床邊：**海水藍寶**、古銅輝石、巴西石、黃銅礦、空晶石、綠色蛋白石、董青石、菱鎂礦、兔尾石、蛋白石、彼得石、黃鐵礦、紅寶石、椆石、十字石、黑隕石或鈦石英。飲用赤鐵礦水晶水。

子宮肌瘤
每天將玉+東菱玉+硫磺放在子宮附近30分鐘，並且攜帶或配戴紅寶石。

纖維肌痛
攜帶或配戴鮑魚貝+紫水晶+透石膏+鈦晶，並且放在任何受感染或不舒適的地方。

纖維組織炎
在晚上將**東菱玉**或透石膏放在你的床墊下面。

纖維組織生長
將硫磺放置在有病症的地方。

腹脹
攜帶或配戴黑松來、錳黝簾石或**虎眼石**。

流行性感冒
攜帶或配戴螢石、綠色蛋白石、**碧玉**、粉晶或**綠松石**。握著苔紋瑪瑙以減輕症狀。

水腫
攜帶或配戴**海水藍寶**、藍紋瑪瑙或印度神石，並將寶石放置在水腫的地方。

避免食物中毒
外食時攜帶或配戴黃水晶。

骨折
將藍紋瑪瑙、**鳳凰石+銅礦**、赤鐵礦或青金石放在受傷的骨頭上。你也可以把寶石貼在該處。

自由基
要對抗自由基對身體的傷害，可以攜帶或配戴**透石膏**，並且將**藍礬**隨時放在手邊。

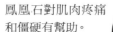
鳳凰石對肌肉疼痛和僵硬有幫助。

性冷感
鈣鉻榴石可以降低社交和性方面的障礙。

五十肩
將藍銅礦／孔雀石握在受影響那側肩膀的手中。

黴菌感染
攜帶或配戴苔紋瑪瑙。

膽囊疾病（例如膽結石）
攜帶或配戴藍銅礦／孔雀石、紅玉髓、**黃水晶**、賽黃晶、金色方解石、磷鈹鈣石、帝王黃玉、玉、碧玉、橄欖石或**黃碧璽**。

膽結石
將橄欖石放在不舒服的地方。

腸胃炎
將瑪瑙、**黃水晶**、黑曜石、橄欖石、虎眼石或拓帕石放在床邊。如果需要，將寶石放在不舒服的地方。

德國麻疹
將紫水晶晶簇放在床旁邊。

傳染性單核白血球增多症
攜帶或配戴藍寶石或將它放在床邊。

青光眼
將方柱石放在眼瞼上一段時間，並且要時常重複進行。

甲狀腺腫
每天將沸石放在脖子前方20～30分鐘。如果需要，可以多次重複。

促進／刺激益菌生長
攜帶或配戴綠泥石。

痛風
將斑銅礦或葡萄石放置在患部關節。

牙齦疾病
輕輕地將珊瑚、**螢石**、磷氯鉛礦或斑馬寶石放在患處。

血紅素疾病（例如地中海型貧血和鐮刀型貧血症）
攜帶或配戴天使石或**古銅輝石**。

血友病
攜帶或配戴藍矽銅礦。

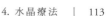

大量出血

將**雞血石**或紅寶石放置在傷處。

痔瘡

將**黃水晶**或虎眼石放在座位的墊子或枕頭下方。

頭髮暗沉

攜帶或配戴**霰石**、**藍蛋白石**、拉利瑪、磁鐵礦、矽化木或紅鋅礦。用玉製水晶水或月光石水晶水按摩頭皮。**黃銅礦**可以促進頭髮生長。

掉髮

攜帶或配戴**霰石**、藍蛋白石、方鉛礦、碧砂寶石或**透石膏**。

花粉熱

攜帶或配戴矽化木或**綠松石**。紅玉髓對減緩症狀有幫助。

頭痛

將**紫水晶**或舒俱徠石放到疼痛的地方。

聽覺障礙

攜帶或配戴紫水晶、天青石、青金石或**石英水晶**。

心悸

握著斑馬寶石。

心臟問題

許多寶石可以幫助心臟健康運作，例如促進心房和心室的肌肉功能及調節心律不整。你可以攜帶或配戴水晶，也可以躺下並把水晶放在你胸腔的中央，試著用看以下的寶石：水砷鋅礦、鐵鋁榴石、天河石、琥珀、紫水晶、紅寶黝簾石、東菱玉、藍銅礦／孔雀石、雞血石、鮑文玉、黃水晶、紫龍晶、綠玉髓、狂紋瑪瑙、透視石、鋰電氣石、祖母綠、鉻雲母、石榴石、金、玉、紫鋰輝石、鋰雲母、萊姆綠碧璽、**孔雀石**、橄欖石、粉色蛋白石、石英水晶、紅紋石、玫瑰榴石、薔薇輝石、粉晶、紅鋰電氣石、紅寶石、藍寶石、黑色碧璽、綠簾花崗石、西瓜碧璽或黝簾石。每天飲用一杯巴西瑪瑙水晶水。

熱中暑

握住巴西石。

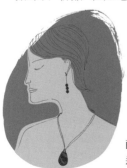

配戴珠寶配件，可以更能控制你所選定寶石的療癒特質。

畫盲症

在白天攜帶或配戴鮑魚貝，每天早上起來就先將它放在眼瞼上15～20分鐘。

肝炎

攜帶或配戴銀。

疝氣

握著或每天將東菱玉、魔凱石或**青金石**放在患部30分鐘。

皰疹

攜帶或配戴螢石或**星雲石**。

臀部疼痛

握住雞血石或**鳳凰石**，或將寶石貼在不舒服的點。

人類免疫缺乏病毒（HIV）

攜帶或配戴雪佛龍紫水晶。

荷爾蒙分泌過多或不足

攜帶或配戴紫鋰輝石

荷爾蒙失調

攜帶或配戴琥珀、**紫水晶**、金、帝王黃玉或藍寶石。錫石和鋰電氣石可幫助平衡荷爾蒙濃度。紫水晶和**月光石**對於女性荷爾蒙不平衡特別有幫助。

飢餓

握著鉀雲母。

過度亢進

雙手各握著一顆橘色方解石，以能量重新恢復平衡。

低血糖

攜帶或配戴粉色蛋白石或**雨林碧玉**。將**蛇紋石**放在你的床邊。

低血壓

請見「血壓」條目。

失溫

握住金、綠色蛋白石、菱鎂礦或彼得石。

大腸激躁症（IBS）

攜帶、配戴或將寶石放到不舒服的地區：黃水晶+透視石+苔紋瑪瑙+黑曜石+橄欖石+鷹眼石或瑪瑙。

淨化免疫系統

晚上將苔紋瑪瑙放在你的床邊。

免疫力

攜帶或配戴紅寶石。

免疫力不全疾病

攜帶或配戴**紫水晶**、祖母綠、綠色蛋白石、**白紋石**、玉、青金石、孔雀石、軟玉、風景碧玉、紅寶石、鈦晶、塊閃鋅礦、菱鋅礦、榍石或綠碧璽。將上述任何寶石放在你的家裡和工作環境中。

性無能

攜帶或配戴磷鋁石；每天專注地握著寶石30分鐘。

失禁

攜帶或配戴方柱石。

消化不良

將東菱玉+鷹眼石、**黃水晶**或橄欖石放在不舒服的位置。

受感染的傷口

將銅礦放在傷口附近。

感染

攜帶或配戴**紫水晶**、**紅玉髓**、祖母綠、綠色方解石、玉、蛋白石、矽化木、黃鐵礦、藍寶石或硫磺。將寶石拿近表面受到感染的地方30分鐘，每幾個小時就重複一次。**硫磺**對這個狀況特別有用。**金色方解石**在感染初期特別有效，而**螢石**對嚴重的感染有幫助。

體內感染

攜帶或配戴金綠玉。

預防感染

攜帶或配戴綠色方解石。

傳染病

將天使石或**雪佛龍紫水晶**放在你的床邊。

不孕

將透石膏放在你的床邊。

體弱多病

攜帶或配戴鋰電氣石。

發炎

將黃銅礦、**祖母綠**、鈷華、方鉛礦、孔雀石、黃鐵礦放在發炎的地方。

關節炎

將銅礦放在患部關節，依據需要的狀況每次30分鐘。

驅蟲

將天使石水晶水外用於皮膚上。

失眠

在準備睡覺的前一小時開始握著**孔雀石**，連上床睡覺都要握著。你的睡眠模式在第一個晚上就會改善，而且應該在兩週後回到正常。歪鹼正長岩、鉀雲母和草莓晶也可以增進舒適的睡眠。在晚上攜帶或配戴紫水晶、白鉛礦、赤鐵礦、青金石、錳方解共生黃鐵礦、鉀雲母、蘇打石或鋯石也會有幫助。

腸道疾病（包含消化不良、大腸激躁症和癌症）

攜帶或配戴雪佛龍紫水晶、**黃水晶**、鈉鎂碧璽、閃電管石、綠螢石、岩鹽、黑曜石、橄欖石或虎眼石。將寶石放置在不舒服的位置。

缺碘

攜帶或配戴石榴石。

缺鐵

攜帶或配戴**雞血石**、古銅輝石、綠泥石或釩鉛礦。如果是鐵質攝取過多的情況，**藍色蛋白石**會有幫助。

黃疸

攜帶或配戴海水藍寶、紅玉髓、**黃水晶**、祖母綠或碧玉。

下巴關節問題

將螢石放在患處20～30分鐘，如有需要可以多次重複。

時差

在搭飛機旅行時攜帶赤鐵礦+綠松石。

關節鈣化（包含關節炎）

每天將燧石放在患處關節附近20～30分鐘。

退化性關節炎

每天將葉鈉長石放在患處關節附近20～30分鐘。

關節柔軟度

攜帶、配戴或將以下寶石放在關節附近：**藍銅礦／孔雀石**、透鋰長石或龜背石。

腎臟功能障礙

攜帶或配戴琥珀、海水藍寶、雞血石、斑銅礦、方解石、**紅玉髓**、金綠玉、黃水晶、祖母綠、玉、碧玉、蛋白石、風景碧玉、葡萄石、紅紋石、粉晶、黃碧璽、鈣鉻榴石或白色方解石。

腎結石

每天將燧石放在腎臟區域30分鐘。

膝蓋受傷或僵硬

將阿帕契淚石或煙水晶放在膝蓋。

乳糖不耐症

攜帶或配戴錳鋁榴石。

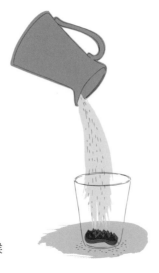

將水倒至放有選定水晶的杯子中，製作水晶水（請參考第23頁）。先確認你的水晶是否可以安全製作水晶水（請見「尋找水晶」，第32～103頁）。

喉炎
依需要，將**藍色方解石**、鷹眼石或輝沸石放在喉嚨20～30分鐘。

一般性的雙腿疼痛
將**透綠柱石**或煙水晶放在患處，也可以晚上放在床尾。鳳凰石對於腿抽筋很有幫助。

嗜睡
攜帶或配戴紅玉髓、**銅礦**、珊瑚或橄欖石，在覺得特別疲憊的時候可以握著。或是雙手分別握著一顆**橘色方解石**，以重新恢復能量平衡。

白血病
攜帶或配戴亞歷山大石、雞血石、鳳凰石、**橄欖石**或鈣鉻榴石。

韌帶損傷
將藍線石、菱鎂礦或輝沸石放到受傷的韌帶旁。

光源敏感
攜帶或配戴**薔薇輝石**。**透石膏**對皮膚的症狀有幫助。

肝功能異常
攜帶或配戴鐵鋁榴石、紫水晶、海水藍寶、藍銅礦／孔雀石、雞血石、紅玉髓、雪佛龍紫水晶、金綠玉、黃水晶、賽黃晶、**祖母綠**、燧石、金色方解石、金綠柱石、帝王黃玉、董青石、碧玉、橄欖石、黃碧璽、黃螢石或白色方解石。將寶石拿到肝臟附近緩解不舒適。

肝斑
攜帶或配戴**綠泥石**或透石膏，並每天將它放在長斑的地方上5～10分鐘。

長壽
攜帶或配戴玉、矽化木、紅寶石或透石膏。

腰痛
用螢石輕拍下背部不舒服處的中心點。

肺活量減少
攜帶或配戴鳳凰石的墜子，以促進肺活量提升。

肺部疾病
攜帶或配戴水砷鋅礦、東菱玉、紅玉髓、黃銅礦、雪佛龍紫水晶、**鳳凰石**、透視石、鋰電氣石、燧石、石榴石、翠綠鋰輝石、藍碧璽、紫鋰輝石、歪鹼正長岩、摩根石、蛋白石、橄欖石、粉晶、黃鐵礦、玫瑰榴石、紅鋰電氣石、拓帕石、綠松石、釩鉛礦、鈣鉻榴石、西瓜碧璽或黝簾石。

淋巴液過多
攜帶或配戴海水藍寶以促進淋巴系統運作。

淋巴結和淋巴管發炎
攜帶或配戴瑪瑙、黑松來、玉、蘇打石、**碧璽**或白色方解石。

缺鎂
攜帶或配戴綠泥石、石榴石或**蛇紋石**。

食物不耐症／營養缺乏症
這常常是因為其他疾病造成的症狀，例如克隆氏症。攜帶或配戴**黃水晶**、符山石、反向西瓜碧璽、閃鋅礦、綠松石、錐螺瑪瑙、或黃色蛋白石。這些水晶可以促進營養吸的收速度，也可以加快療癒速度。

瘧疾
攜帶或配戴**董青石**或十字石。

乳腺炎
將紫水晶放置在乳房不舒服的位置。

慢性疲勞症候群（ME）
隨時攜帶或配戴**紅紋石+薔薇輝石+拓帕石**。可以使用其他特定水晶以舒緩症狀。紅玉髓、灰紋瑪瑙、透鋰長石和石英也會有幫助。

黑色素瘤
攜帶或配戴綠泥石或金。每天將水晶放在患處30分鐘。將龜背石放在你的活動空間。

梅尼爾氏症
將透視石放在耳朵旁30分鐘，或你最久可以忍受的時間長度。盡可能時常重複這樣做，至少每天一次。

腦膜炎
將紫水晶晶簇放在床邊。如果有其他症狀，請參考個別條目以舒緩不適感。

更年期
隨時攜帶或配戴紅玉髓、石榴石、印度神石、月光石或**紅寶石**。若症狀發作時，可握住上述任何一款寶石。

月經過多
攜帶、配戴或握著針鐵礦,直到經血量平緩下來。

月經週期
如果要讓月經週期變規律,可以攜帶或配戴玉、月光石、粉晶、**紅寶石**或透石膏;至少要經過三次完整週期的時間。

新陳代謝
如要促進新陳代謝,可以攜帶、配戴或將蘇打石、彼得石或**銅礦**放在身邊。如果要減緩新陳代謝,可以試試藍色蛋白石、**藍石英**、鳳凰石、鑽石、軟玉、畢卡索大理石或軟錳礦。

偏頭痛
將深色的紫水晶盡可能靠近頭痛的地方,直到感覺舒服一點。隨時帶著此顆水晶,以減少發作的頻率。

缺乏礦物質
攜帶或配戴金或碧玉。

痣
在皮膚上外用白鐵礦水晶水。

單核球增多症
在你生活空間放置鉀雲母,並在晚上將它放在床邊。

口腔疾病
將洗乾淨、經滾轉拋光的黃水晶,每天數次放在嘴巴裡10～15分鐘;或攜帶銅藍,也可以握在手中,將心神專注在口腔。

口腔潰瘍
將黃水晶或**透視石**拿近潰瘍處。

多發性硬化症(MS)
攜帶或配戴東菱玉、金、赤鐵礦、玉、碧玉、石英水晶或鈦石英;可將寶石放在不舒服的地方。如果有其他症狀,請參考個別條目。

黏膜疾病(例如囊狀纖維化)
攜帶或配戴藍螢石,依照需求將其靠近受影響的地方。

肌肉斷裂
將雨林碧玉靠近或貼在不舒服的地方。或是,將**青金石**或孔雀石放在受傷的肌肉上20～30分鐘。每天重複多次。

肌肉痠痛
攜帶或配戴**東菱玉**、鳳凰石、鉻雲母、玉、藍晶石、鐵虎眼、綠松石或鋯石。將寶石放在受傷或不舒服的地方。龜背石水晶水也可以有幫助。

肌肉痙攣
將阿帕契淚石放到受影響的肌肉上。將**斑馬寶石**放在床尾。如果長期有這種狀況,可以攜帶或配戴阿帕契淚石。

肌肉扭傷／拉傷
將巴西瑪瑙、大麥町石、**白雲石**或榍石放在患處上。

肌肉僵硬
將**賽黃晶**、透鋰長石或輝銻礦放在患處上。如果長期有這種狀況,可以攜帶或配戴**透鋰長石**。

肌肉張力
每天早上飲用流紋岩水晶水。

近視
攜帶或配戴東菱玉或橄欖石,並且每天將它放在眼瞼上20～30分鐘。

指甲病變和疾病
每天將藍紋瑪瑙、**白雲石**或碧砂寶石放在指甲上20～30分鐘。

反胃
握著黃水晶、透視石、綠螢石、黑曜石、藍寶石或虎眼石直到感覺緩和。(也可以參考因情緒導致的反胃原因。)

近視
攜帶或配戴橄欖石,並且每天將它放在眼瞼上20～30分鐘。

神經受損
攜帶或配戴**亞歷山大石**,並且每天將它放在有病症的地方至少30分鐘。如果要在神經受損後加速神經脈衝,可以攜帶或配戴紅鋅礦並將它在受影響的地方。

興奮／刺激神經
將鈦晶放在受影響的地方。如果是一般性的刺激,可以雙手各握一顆水晶。

神經壓迫
攜帶或配戴碧玉或**鋰雲母**,並放在患處。

神經系統疾病
攜帶或配戴天河石、海水藍寶、東菱玉、藍銅礦、綠柱石、透視石、綠簾石、**金**、粉色條紋瑪瑙、**閃鋅礦**、電氣石水晶或磷鋁石。如果是自主／交感神經系統問題,例如自律神經失調,可以攜帶或配戴紫水晶。同時在你床鋪背部位置的中間放置紫水晶,或是晚上時在床頭放一個晶簇。

神經痛
攜帶或配戴**海水藍寶+東菱玉+鈦晶**或紅玉髓。將它放在疼痛的地方，直到疼痛減緩。

夜間視力
在晚上攜帶或配戴火瑪瑙或**虎眼石**。在晚上來臨之前，把寶石放在眼瞼上5～10分鐘。

流鼻血
將**雞血石**或磁鐵礦放在鼻子上，直到停止流血。

營養均衡
隨時攜帶或配戴透視石，晚上將它放在你的床邊。

肥胖
隨時攜帶或配戴錫石、**玉髓+石英水晶**、朱砂或黃水晶。晚上將一顆石英水晶晶簇放在你的床邊。每天安靜坐著並將心思集中於水晶上至少30分鐘。

年老（退化）
攜帶**藍寶石**並在你覺得「變老」的時候握著它；攜帶或配戴蘇打石。也可參考「**讓外表保持年輕**」條目。

骨質疏鬆
攜帶或配戴水矽釩鈣石、**菱鋅礦**或斑馬寶石，可以放在疼痛的地方各30分鐘。

卵巢疾病
請參考「**生殖系統疾病**」條目。

疼痛（一般性）
將**石英水晶**的水晶柱放在距離疼痛點稍高的地方，然後慢慢地順時鐘旋轉，持續直到疼痛緩和。百吉神石、天青石、雪佛龍紫水晶、綠泥石、異極礦、白紋石和粉晶也可以舒緩疼痛——可以握著或是貼在患處。透視石水晶水可以作為止痛劑。

胰臟受損
將紫龍晶放在不舒服的地方。

避免生病
　　有些水晶以維持健康、抵禦疾病著稱，你可以攜帶、配戴或將它們放在四周：天使水光水晶、礫背蛋白石、異極礦、堇青石、碧玉、煤玉、青金石、軟玉、球形碧玉、彩虹螢石、**紅碧玉**、紅寶石、鈦石英或銀星石。你也可以每天早上飲用一杯拓帕石水晶水來保持健康。

胰臟疾病
攜帶或配戴瑪瑙、亞歷山大石、鐵鋁榴石、綠柱石、藍紋瑪瑙、方解石、紅玉髓、錫石、雪佛龍紫水晶、金綠玉、**鳳凰石**、金綠柱石、磷鈹鈣石、孔雀石、橄欖石、紅鋰電氣石或黝簾石。也可以將水晶放在不舒服的地方。

麻痺
攜帶或配戴金，或貼在患處。

寄生蟲
在房間裡放置蛇紋石並隨身攜帶一顆。

帕金森氏症
隨時攜帶或配戴**亞歷山大石**、白鉛礦、綠簾石、蛋白石或鈦晶。

經痛
攜帶或配戴鳳凰石、玉、紫鋰輝石或月光石；可以放在不舒服的地方，直到疼痛減緩。持續攜帶或配戴水晶三個月，可以幫助避免疼痛。

腸道蠕動緩慢
如果要治療腹脹、消化不良、反胃等，可以攜帶或配戴**鷹眼石**或錐螺瑪瑙。

靜脈炎
攜帶或配戴方鉛礦，並將它放在不舒服的地方。

勞力工作
配戴珊瑚，並在工作場所放一塊大型珊瑚。

痔
請參考「**痔瘡**」條目。

松果體
松果體涉及許多種疾病，包含癌症、性功能障礙、高血壓、癲癇與柏哲德氏症。躺下並在你的眉毛或第三隻眼處（眉心）放置紫水晶、彼得石、**舒俱徠石**或鋯石，每天30分鐘。

腦下垂體失調
將紫水晶、東菱玉、孔雀石、月光石、蛋白石、彼得石、藍寶石、**舒俱徠石**或鋯石，放在你的脖子後面接近上方處。

經前症候群（PMS／PMT）
連續三個月，隨時配戴或攜帶鳳凰石、玉、紫鋰輝石、菱鎂礦、月光石或紅寶石。當你注意到症狀時，可以握住這些寶石。

肺炎
攜帶或配戴金，或將它放在你的床邊。

中毒

攜帶或配戴銅礦、**鑽石**、異極礦、橄欖石、輝沸石、太陽石或鋯石作為預防或治療。

術後療癒

將鐵鋁榴石、琥珀、百吉神石、珊瑚、鉻雲母、硬玉、豹紋流紋岩、方柱石或**綠松石**放在床旁邊。你也可以在手上把玩，或是放在不舒服的地方。

術後疼痛

在需要時飲用透視石水晶水。

姿勢問題

攜帶或配戴紫水晶。

懷孕

攜帶或配戴鳳凰石、月光石或綠簾花崗石緩解不舒服的症狀。攜帶或配戴鳳凰石可以幫助未出生的胎兒健康發展。將紅寶石放在肚子上，可以讓胚胎健康。

褥瘡

將**東菱玉+鉻雲母**或透石膏放在患處，每天兩次各30分鐘，直到症狀消失。

子宮脫垂

攜帶或在腹部附近配戴玉。

前列腺炎

攜帶或配戴印度神石、**磷鋁石**或紅鋅礦。

乾癬

每天將**石膏、透石膏**或綠松石放在病症最嚴重的地方30分鐘。將霰石放在洗澡水中，製造大量的外用水晶水。你也可以尋找可能的情緒病因。

瞳孔或虹膜疾病

如要強化瞳孔縮小和擴大的控制力（受光線影響的敏感度），可以將透明螢石放在你的眼瞼上。針對遠視、近視、斜視、弱視和複視，可以將透明螢石或**方柱石**放在你的眼瞼上5～10分鐘。

淨化身體

配戴琥珀。

輻射

攜帶或配戴赫基蒙鑽石來保護自己。配戴或攜帶彼得石、**黑色碧璽**或綠松石。黃鐵礦可幫助治療輻射病。

疹子

將流紋岩放在皮膚上5～10分鐘，視需要可以經常重複進行。

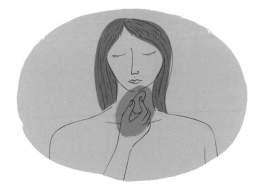

將綠松石放在喉嚨區域，對聲帶有益。

直腸疾病

攜帶或配戴黃水晶或**虎眼石**可以對相關病症帶來幫助，包含直腸脫垂或感染。

紅血球

如要治療如貧血的疾病，攜帶或配戴古銅輝石、**鈷華**、石榴石或榍石。

反射動作／反應時間

如要強化反射動作，攜帶或配戴東菱玉或**反向西瓜碧璽**。

生殖系統疾病（例如癌症、卵巢囊腫、陰道異常出血和性傳染病等）

將**藍礬**放在床邊。攜帶或配戴鉻鉛礦、鷹眼石或**紅鋰電氣石**。也可以將這些寶石放在不舒服的地方。

女性生殖系統疾病

握著、攜帶或配戴玉，對大部分的狀況有幫助，包含子宮內膜異位症和卵巢癌。

呼吸疾病（例如呼吸急促、過度換氣、呼吸不規則或睡眠呼吸中止症）

攜帶或配戴**綠松石**或金。

不寧腿症候群

將鳳凰石或硬玉放在床尾。如果是長期症狀，可以隨時攜帶或配戴寶石。

風濕病

將**鳳凰石+銅礦**、石榴石、金、磁石、孔雀石、黑榴石、太陽石或綠松石放在有症狀的關節上。攜帶或配戴這些寶石也會有幫助。

鼻炎

將藍螢石放在你的鼻子旁邊2～5分鐘，每一小時重複一次，直到症狀停止。

鹽分不平衡

攜帶或配戴斑銅礦或將它放在床邊。

疤痕組織

每天將琥珀或**黃水晶**放在疤痕上30分鐘，加速復原。

坐骨神經痛

攜帶或配戴鋯石。將它放在疼痛的地方。

肝硬化

隨時攜帶或配戴紫龍晶。

暈船

攜帶或配戴海水藍寶以避免暈船。握著此寶石以舒緩症狀。

缺硒

攜帶或配戴方鉛礦，或將它放在床邊。

嗅覺喪失

攜帶或配戴珊瑚、碧玉或符山石，以強化嗅覺。

性慾亢進

透石膏可以平緩過度旺盛的性慾。

缺乏性慾

瑪瑙、**黑色方解石**、石榴石、煤玉、梅林石、粉晶、金紅石和**煙水晶**都可以重新激發性趣。

帶狀皰疹

將**紫水晶**晶簇放在床邊，並將**透石膏**放在皮膚起泡的地方。可以在疼痛的區域和**石英水晶**晶柱一起使用。

噁心

請參考「反胃」條目。

藥物副作用

攜帶、配戴或握著黑榴石。

鼻竇問題

攜帶或配戴玉，或是如果有需要，將寶石放在你的鼻子／臉旁。**雪花黑曜石**可以連接從鼻竇到腹部的經絡，這在腹部也有症狀時會非常有幫助。

鼻竇炎

依據需要，將玉放在你的鼻子／臉的旁邊。

曬太陽後的肌膚

在曬了整天太陽後，將輝沸石放在你的床旁邊。

皮膚疾病及發炎

包含乾燥、發癢、濕疹、乾癬、皮膚炎、帶狀皰疹、褥瘡和紅斑。攜帶或配戴紫水晶、東菱玉、白雲石、鈷華、**鉻雲母**、金、石膏、紫鋰輝石、藍晶石、磁鐵礦、風景碧玉、石英水晶、**透石膏**、丹泉石、銀星石或紅鋅礦。可以將寶石放在患處，或是晚上放在床邊。你也可以在皮膚使用以下寶石的水晶水：鋰電氣石、**苔紋瑪瑙**、月光石、粉色蛋白石或拓帕石，或飲用狂紋瑪瑙、軟玉、玉或雪花黑曜石水晶水。

皮膚乾燥

將斑馬寶石放在你的床旁邊。

皮膚彈性

攜帶、配戴或將**透石膏**或磷鋁石放在皮膚上，或在皮膚上使用石膏水晶水。

皮膚生長

將**藍紋瑪瑙**放在患處。用白鐵礦水晶水清洗，或喝下燧石水晶水促進表皮生長。

硬皮

將霰石放在患處。

敏感肌

每天飲用**巴西石**水晶水並將**透石膏**放在有症狀的區域。

壓力造成的皮膚症狀

飲用**霰石**或綠松石水晶水。

打鼾

將黃鐵礦放在枕頭底下。

痠痛

將祖母綠放到患處。

口語表達

攜帶或配戴藍螢石、**藍紋瑪瑙**、狂紋瑪瑙、天青石、紅玉髓、黃水晶或銀，並在需要傳達重要事項時，握著寶石。

語言障礙

攜帶或配戴銀。

加速／增強其他水晶的效果

將鑽石或鳳凰石晶簇與其他水晶一同攜帶、配戴，或放在其他水晶上，也可以放在身體上。

脊椎管損傷

攜帶或配戴珊瑚。

脊髓液不平衡

躺下並將石榴石放在背後面。

脾臟腫大

這可能導因自其他疾病，治療潛藏的病因是非常必要的。攜帶、配戴或將亞歷山大石、海水藍寶、雞血石、藍石英、方解石、紅玉髓、綠玉髓、螢石、金綠柱石、**赤鐵礦**、磷鈹鈣石、玉、碧玉、孔雀石、橄欖石、粉色蛋白石、紅紋石、粉晶、黃碧璽或黝簾石放在脾臟區域。

脊椎退化性關節炎

趴下並將**藍線石+透石膏**放在患處，可以額外放上一顆**赤鐵礦**在脊椎的最底端和最上端。

斑點

每天將鈉鎂碧璽或**菱鋅礦**在每個斑點上10～15分鐘。

缺乏體力

攜帶、配戴或將下列寶石放在你的周遭：**硬石膏**、大麥町石、藍線石、兔尾石或蛻變石英。斑馬寶石對運動員特別有幫助。你也可以飲用流紋岩水晶水。

口吃

攜帶或配戴**藍紋瑪瑙**、天青石、銀或煙水晶。

麥粒腫

將金放在麥粒腫上。

腸胃疾病

許多疾病在初期都會有一樣的症狀，以下水晶可以對不同潛在因素導致的症狀有幫助。握著或將它放在肚子上：紫水晶、**黃水晶**、透視石、綠螢石、碧玉、魔凱石、藍費石、菱鋅礦、輝銻礦、虎眼石、黃碧璽或錐螺瑪瑙。如果是慢性症狀，可以隨時攜帶或配戴上述寶石。**雪花黑曜石**可以暢通從鼻子到腸胃的經絡，所以如果你的鼻子有狀況，可以試試看這個。煤玉對腹部痛有幫助。

壓力相關的生理疾病（包含氣喘、過敏、皮膚病、潰瘍性大腸炎和心臟疾病）

攜帶或配戴藍銅礦／孔雀石、葉鈉長石、**紫鋰輝石**、鋰雲母或軟玉。時常握著或把玩這些水晶。

中風

將葉鈉長石或黑榴石放在床邊。

腫脹

將硬石膏、**海水藍寶**、斑銅礦、孔雀石、月光石或硫磺放在患處。

腺體腫大

將海水藍寶+藍寶石放在腫脹的地方10～30分鐘。依據需要，可以在一天中重複多次。

曬傷

將**鷹眼石+橄欖石**、粉晶或榍石放在患處。在皮膚上使用赤鐵礦水晶水，或飲用巴西石水晶水。

中暑

握著巴西石，或把巴西石放在你的床邊。

喪失味覺

每天將輝沸石、**拓帕石**放在舌頭上5分鐘，直到恢復味覺。

水晶淨化

　　淨化或排毒是療癒過程中非常重要的一環。當毒素、汙染和其他物質從你的身體釋放出來時，你就會出現自然的放鬆反應，緊張感會消逝。你的膚況會變好，許多生理狀況、病痛、疾厄和病症似乎都會舒緩或完全消失——即便是長期、持續存在的症狀。世界上沒有哪種神奇水晶可以對人人有效，但這裡列出許多可以成為你個人專屬的神奇水晶：鮑魚貝、琥珀、紫水晶、阿帕契淚石、雞血石、天青石、黃銅礦、雪佛龍紫水晶、重晶石、綠泥石、黃水晶、銅礦、銅藍、賽黃晶、鑽石、石榴石、金、綠蛋白石、赫基蒙鑽石、黑松來、冰洲石、菫青石、孔雀石、蛋白石、球形碧石、橄欖石、彼得石、畢卡索大理石、粉色條紋瑪瑙、粉晶、紅寶石、銀、雪花黑曜石、精靈水晶、輝沸石、拓帕石、碧璽、綠松石、鈉硼解石、鈣鉻榴石、白色方解石、黃螢石和沸石。你也可以嘗試紫龍晶或星雲石水晶水。

　　試試看以上的一種或兩種你深受吸引的寶石，隨時攜帶它們，或晚上睡覺時放在枕頭下面，也可以握著、把玩兩週以上，看會有什麼事情發生。持續下去並慢慢加進其他清單上的寶石。就像朋友般，有的你會在某些時候特別需要，有些則會長伴在你身邊。

淚管

將藍螢石放在你的臉上（眼睛下面，鼻子旁邊）。

牙痛

攜帶或配戴紫水晶、海水藍寶、藍銅礦／孔雀石、水矽釩鈣石、珊瑚、白雲石、祖母綠、**螢石**、白紋石、菱鎂礦、孔雀石、榍石或斑馬寶石；也可以放在疼痛的牙齒附近的皮膚。或是用龜背石水晶水當做漱口水。

體溫平衡

攜帶、拿著或配戴**綠蛋白石**、菱鎂礦或彼得石。

體溫過高

攜帶、拿著或配戴海水藍寶。

體溫過低

攜帶、拿著或配戴金。

肌腱疾病（例如肌腱炎）

拿著或將**藍線石**、鋰雲母或菱鎂礦貼在患處。

身體緊張／緊繃

攜帶或配戴**鮑魚貝**、紫黃晶、白鉛礦、赫基蒙鑽石、金絲紅曜石或粉晶。晚上在睡覺前握著寶石10分鐘，然後將寶石放在你的床邊。

睪丸癌

在褲子的口袋裡放蛋白石＋橄欖石，然後晚上時放在床上。

視丘

攜帶或配戴珊瑚。

口渴

攜帶一顆紅玉髓卵石可以減少口渴。傳統來說，有需要的時候可以吸吮它。

喉嚨感染

每天將**藍色方解石**、鈷華或薔薇輝石放在喉嚨上30分鐘，直到症狀減輕。

喉嚨痛

將**綠螢石**或太陽石放在喉嚨旁邊數分鐘，直到疼痛舒緩。

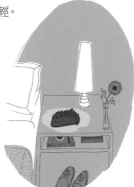

紫水晶可以促進平靜的氛圍。

喉嚨疾病（例如聲帶長繭或息肉）

攜帶或配戴水砷鋅礦、琥珀、天使石、硬石膏、磷灰石、海水藍寶、藍螢石、**藍紋瑪瑙**、斑銅礦、銅藍、閃電管石、針鐵礦、鷹眼石、**藍碧璽**、藍晶石、青金石或綠松石。如果需要，將寶石放在喉嚨上；如果是長期的症狀，每天將寶石放在喉嚨上30分鐘。

胸腺機能亢進或低下

使用天使石、雪佛龍紫水晶、黃水晶、藍碧璽、青金石或**綠碧璽**。

甲狀腺疾病（亢進、低下或甲狀腺炎）

攜帶或配戴海水藍寶、紅玉髓、鳳凰石、黃水晶、綠簾石、岩鹽、**藍碧璽**、青金石或魔凱石，並且在需要的時候將寶石放在喉嚨上。如果是甲狀腺機能低下，可以攜帶或配戴**石榴石**。

耳鳴

將石英水晶晶柱對著耳朵、慢慢地依順時針方向繞圈，直到症狀改善。如果症狀又出現，就重複動作。

疲憊

攜帶或配戴藍蛋白石或**銅礦**。

因電腦螢幕造成的疲憊

將**螢石**（天然水晶效果最好）或彼得石放在你和電腦之間（或螢幕旁邊的桌上）。

組織再生（例如在受傷或手術過後）

攜帶或配戴琥珀、磷灰石、魚眼石金字塔、百吉神石、紅玉髓、**黃水晶**、石榴石、金、孔雀石、黃鐵礦、拓帕石、綠松石或鈦晶。將上述寶石放在患處。鐵虎眼可以加速類固醇生成，可以幫助組織修復。

扁桃腺炎

每天將藍矽銅礦放在喉嚨上30分鐘，直到症狀消失。

牙齒琺瑯質受損

攜帶或配戴符山石。

微量元素不足

攜帶或配戴錐螺瑪瑙以增加吸收。

器官移植

攜帶或配戴紫黃晶以避免排斥反應。

神經壓迫

將藍紋瑪瑙放在疼痛的地方。

旅行暈眩

攜帶或配戴海水藍寶、**赤鐵礦＋綠松石**或月光石。如果症狀嚴重，可以握住這些寶石直到症狀減輕。

結核病

攜帶或配戴鳳凰石、金、摩根石或**拓帕石**；也可以將寶石放在你的床邊。

腫瘤
攜帶或配戴孔雀石、**橄欖石**、透鋰長石或透石膏。放在不舒服的地方。

潰瘍
將藍銅礦／孔雀石、**透視石**、螢石、異極礦或太陽石放在潰瘍的地方。如果症狀嚴重，可以攜帶或配戴這些寶石。

泌尿生殖系統疾病（例如尿道感染、失禁、前列腺疾病和癌症）
攜帶或配戴東菱玉、**白雲石**或藍晶石。握著它或將它放在不舒服的地方。

靜脈曲張
握著或將瑪瑙、**透視石**、黃鐵礦、粉晶或雨林碧玉貼在患處。

血管疾病
攜帶或配戴金。

性感染疾病（VD）
攜帶或配戴異極礦。

血管受損／管壁變薄／管壁變厚
攜帶或配戴方鉛礦、流紋岩、金紅石、**方柱石**、菱鋅礦或雪花黑曜石；也可以握著或貼在患處。

眩暈
攜帶或配戴青金石、粉晶或鋯石。**藍螢石**可以幫助緩解眩暈和頭暈，請將它放在耳朵上。

病毒感染
握著或將**紫水晶**、祖母綠、玉或軟玉放在有病症的地方。

視力
將黃水晶放在眼瞼上。請進一步參考「視力不佳」條目。

活力
攜帶或配戴下列任何寶石：紅寶黝簾石、綠柱石、雞血石、藍石英、**紅玉髓**、錫石、朱砂、普通蛋白石、狂紋瑪瑙、透視石、祖母綠、**石榴石**、金、青金石、金絲紅曜石、橘色方解石、紅鋰電氣石、鈦晶、黑色碧璽、菱鋅礦、煙水晶、錳鋁榴石、太陽石、鐵虎眼、拓帕石、黃色蛋白石或黝簾石。白鉛礦對於大病初癒之後也有幫助。

缺乏維他命
攜帶或配戴金或斑馬寶石。缺乏維他命A可以攜帶或配戴霰石、綠泥石、石榴石、鈣鋁榴石或銀；缺乏維他命B可以攜帶或配戴磷氯鉛礦、流紋岩或鐵虎眼；缺乏維他命C可以攜帶或配戴阿帕契淚石或綠玉髓；缺乏維他命D可以攜帶或配戴阿帕契淚石、霰石或石榴石；缺乏維他命E可以攜帶或配戴綠泥石、石榴石或銀。

聲音
攜帶或配戴藍色方解石、紅玉髓或**藍晶石**。握著或將它放在喉嚨附近。

嘔吐
握著**黃水晶**或異極礦直到症狀停止。

疣
握著、拍打或輕輕用**拉長石**在疣上搓揉，或在患處外用**白鐵礦**水晶水。

水腫
攜帶或配戴硬石膏、**海水藍寶**、藍礬、岩鹽、魔凱石、月光石、碧砂寶石、或鈦石英。將它放在腫脹的地方。

讓體重增加
攜帶或配戴珊瑚、賽黃晶、螢石、針鐵礦、橄欖石、鈦晶、**閃鋅礦**、綠松石或綠簾花崗石。

讓體重減輕
攜帶或配戴錫石、玉髓、異極礦、董青石、魔凱石、畢卡索大理石、石英水晶、綠碧璽或**黃螢石**。每天晚上握著寶石30分鐘，並專注想著要減輕體重。每天早上喝下一大杯**綠泥石**水晶水。

揮鞭式創傷
攜帶或配戴珊瑚或**綠松石**。每天將水光水晶放在脖子上30分鐘，直到情況好轉。

脹氣
握著、攜帶或配戴瑪瑙、綠泥石、**黃水晶**、碧玉、錳黝簾石、綠松石、錐螺瑪瑙、黑曜石、虎眼石或磷鋁石在不舒服的地方。

傷口
將鐵鋁榴石、**雞血石**、燧石、碧砂寶石、拓帕石或綠松石放在傷口。用軟錳礦或金紅石水晶水沖洗傷口。

皺紋
攜帶或配戴霰石、**粉晶**或透石膏。飲用鋰雲母水晶水。

讓外表保持年輕
將粗粒**粉晶**放到洗澡水中，並攜帶或配戴紫鋰輝石、月光石、兔尾石、紅紋石、粉晶、鈦石英、藍寶石、透石膏或蘇打石。

缺鋅
攜帶或配戴方鉛礦。

情緒疾病療法

　　先試試看下方列出**粗體**的水晶，然後再試其他的。如果有兩種以上水晶中間用+連結者，表示它們應該一起使用。如果你常常針對相同的症狀使用同樣的水晶，效果就會愈來愈好、速度也會愈來愈快。

　　針對所有情緒疾病，都要隨時攜帶或配戴水晶，而且也要握著或在手中把玩。在你會長時間停留的空間放置比較大型的水晶（例如，你的寢室、客廳或工作空間）。依照個別水晶的指示進行。

　　注意，這個章節中提及症狀可能會與當前或過去的壓力或創傷相關。當前的創傷可以藉由金、**錳方解共生黃鐵礦**和樹紋瑪瑙舒緩。與過去相關的創傷和課題可以藉由亞歷山大石、硬石膏、**藍玉髓**、鮑文玉、**大麥町石**、**異性石**、歪鹼正長岩、鉀雲母、**黑曜石**、粉晶、方柱石、精靈水晶和綠簾花崗石得到幫助。

　　童年時期的經驗會同時從有意識或無意識層面影響你；**藍玉髓**、鑽石、異性石、粉晶和電氣石水晶可以幫忙讓這些經驗浮現出來。它們可以讓你辨識並釋放不好的經驗，或是充分利用好的經驗，並了解過去可能帶來的靈魂課題。天河石、**拉利瑪**、歪鹼正長岩和月光石可以讓你在這段過程中得到舒緩。

　　情緒疾病通常都會讓人很心煩意亂，所以在你開始處理它們之前，需要完全平靜下來。在此狀況下會有幫助的水晶包含：斜矽鋁銅、天河石、琥珀、紫水晶、海水藍寶、東菱玉、藍螢石、藍紋瑪瑙、雞血石、**方解石**（所有類型）、大麥町石、鉻雲母、紫鋰輝石、藍晶石、鋰雲母、孔雀石、錳方解共生黃鐵礦、梅林石、魔凱石、月光石、畢卡索大理石、葡萄石、玫瑰榴石、薔薇輝石、粉晶、鈦晶、蛇紋石、菱鋅礦、蘇打石、草莓晶、錳黝簾石、虎眼石、碧璽、樹紋瑪瑙、鈣鉻榴石、磷鋁石和鋯石。**紫黃晶**可以帶來安寧，而**煙水晶**則可以提供趨近鎮靜的效果。

身體、性或語言虐待

每天握著**琥珀**或**透石膏**30分鐘。如果潛在的情緒開始流動時讓你覺得不開心，也要每天持續，因為讓內心的傷口癒合可能需要數個月。綠碧璽和錳方解共生黃鐵礦也可能有幫助。**藍玉髓**對於兒童受虐的情況會有幫助。

算術缺陷症（對於數學計算有障礙）

雪花黑曜石有助於你進行簡單的算數。

成癮行為

使用紫水晶及**玉髓**。

攻擊行為

雞血石、朱砂、拉利瑪和橘色方解石能緩和攻擊性感受，**紫水晶**和**粉紅蛋白石**可以抑止暴力傾向，而**雞血石**（這裡特別指血石，有紅色內含物者）和祖母綠可以緩解壞脾氣。

老化

鑽石、紅紋石、鈦晶、藍寶石和蘇打石可以幫助與老化有關的心理與情緒症狀。也可以嘗試在洗澡水中放置多顆粗粒粉晶，然後放鬆、點燃蠟燭，並聆聽輕音樂或冥想引導語音。斜矽鋁銅、亞歷山大石、鐵鋁榴石、兔尾石和**鉬鉛礦**都可以促使你抱著年輕的心態面對人生。

失去方向

錳黝簾石可以幫助你找到人生的方向。

憤怒與怨懟

斜矽鋁銅、**紫水晶**、天使石、霰石、藍石英、綠泥石、黃水晶、鑽石、金、異極礦、白紋石、符山石、磁鐵礦、**黑榴石**、鉀雲母、橄欖石、煙水晶、舒俱徠石可以緩解感受，從輕微的厭煩到暴怒皆可。如要快速釋放憤怒，可以在需要時握著紅玉髓、白紋石、石英或雪花黑曜石。

敵意

黑榴石可以減少對彼此的仇恨。

反社會行為

使用方鉛礦或**珍珠**。

焦慮

海水藍寶、**東菱玉**、藍銅礦／孔雀石、藍石英、方解石（所有種類）、白鉛礦、綠玉髓、黃水晶、苔紋瑪瑙、拉長石、畢卡索大理石、薔薇輝石和**黑色碧璽**都可以緩和焦慮。

對事情毫無興趣

紅玉髓可以恢復你對日常生活和活動的興趣。

憂懼

興奮和憂懼之情很容易同時出現。**藍石英**可以幫助你辨識並享受興奮；**歪鹼正長岩**可以釋放憂懼，讓你可以繼續往前。

喜歡爭論

使用燧石和**鈣鋁榴石**。

喪親之痛

請參考「哀傷」條目。

覺得無聊

使用石英、黃水晶、石榴石和**錳鋁榴石**。

心碎

使用**鳳凰石**和綠玉髓。**鋰電氣石**可以用愛的能量洗滌內心。

負擔

使用金、磁石和**方柱石**。**紫水晶**可以幫助你處理對於自身責任所帶來的負面感受。

缺乏集中力

東菱玉、雞血石和**鈦石英**都可以幫助你集中。

強迫行為

使用玉髓、紫鋰輝石和**鋰雲母**。

注意力不集中

使用天河石、東菱玉、閃電管石、矽化木、黃鐵礦、和**雪白石英**。藍晶石、**青金石**和兔尾石可以幫助你更能長時間集中注意力。

缺乏自信

古銅輝石、**狂紋瑪瑙**、藍線石、玉、月光石、磷氯鉛礦和舒俱徠石可以增強自信。**鉀雲母**和兔尾石可以清除自我懷疑。

困惑

磷灰石可以清除你內心的紊亂。紅玉髓、**磁石**、薔薇輝石和蘇打石都可以在你對生活中任何事情感到疑惑時，提供幫助。

缺乏控制力

鷹眼石、火瑪瑙、**月光石**、珍珠和龜背石都可以在需要時幫助你控制你的情緒。然而，情緒控制是短時間的處理方式，而且會造成情緒障礙。情緒最終需要被釋放，而不是留存下來和進行控制。

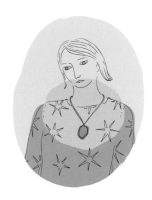

粉晶可以幫助
消除嫉妒。

缺乏勇氣

海水藍寶、雞血石、紅玉髓、狂紋瑪瑙、鑽石、石榴石、赤鐵礦、黑松來、符山石、玉、星雲石、紅紋石、纏絲瑪瑙、舒俱徠石、**虎眼石**和綠松石都可以給你勇敢的力量。

面臨危機

使用**粉晶**。**兔尾石**可以給你如同擁抱的感覺。

惡性循環和重複模式

紫龍晶、**金綠玉**、月光石、銀、拓帕石和黃碧璽可以幫助打破工作、人際關係和人生其他層面中的惡性循環。**綠玉髓**可以幫助你辨認出這些模式和可能造成的阻礙。

憤世嫉俗

使用石英、**金綠玉**、鈣鋁榴石、冰洲石和梅林石。

陰暗面

鉬鉛礦可以幫助你看到、面對和處理你的陰暗面。

死亡及瀕死過程

鐵鋁榴石、硬石膏、黑色條紋瑪瑙、空晶石、鉻鉛礦、鋰雲母和**摩根石**有助於接受死亡，並且可以幫助靈魂從身體過渡到下一個世界。

抑鬱

水光水晶、黑蛋白石、鮑文玉、珊瑚、石榴石、金、符山石、煤玉、紫鋰輝石、青金石、鋰雲母、孔雀石、魔凱石、橄欖石、石英、鈦晶、藍寶石、煙水晶、十字石、虎眼石、**電氣石水晶**和鋯石都會有幫助。**賽黃晶**對於術後憂鬱症有幫助。

絕望

天青石、**鈦晶**、煙水晶、舒俱徠石和磷鋁石都會在你覺得找不到答案、一無所有時給予幫助。

破壞性行為

使用鋰電氣石。

悲苦

鉻鉛礦或紅寶石可以緩和擔憂和痛苦。

恐懼

使用煙水晶+碧璽。

古怪行為

舒俱徠石可以幫助你接受並與你的古怪行為一起和平生活。

自我主義／自私

藍銅礦／孔雀石、金、**異極礦**、白紋石、白鐵礦、橄欖石和**樹紋瑪瑙**可以幫助你平衡對自己的見解。也可以參考「自大」條目。

情緒過多

水砷鋅礦、方解石、珊瑚、鉻鉛礦、月光石、**粉晶**、蛇紋石、綠簾花崗石和西瓜碧璽都可以幫忙平衡情緒。**黑榴石**可以穩定過多的情緒。

情緒受阻

琥珀、**鑽石**和橄欖石都可以幫助釋放受阻的感受。鮑魚貝、紫黃晶、**阿帕契淚石**、藍石英、巴西石、**異性石**、苔紋瑪瑙、歪鹼正長岩、月光石、**鉀雲母**、幽靈水晶、**精靈水晶**讓你可以更勇敢，並表露情緒。

情緒距離

燧石可以拉近與人之間的距離，幫助人際關係成長。

缺乏情緒能量

瑪瑙、紫水晶、**斑銅礦**、煤玉、月光石和尖晶石可以促進你的情緒能量。**金絲紅曜石**可以在需要的時刻給你力量。

情緒失衡

亞歷山大石、紫水晶、阿帕契淚石、海水藍寶、綠柱石、藍紋瑪瑙、藍石英、方解石、銅礦、狂紋瑪瑙、石榴石、玉、孔雀石、月光石、粉晶、藍寶石、銀和綠松石可以讓你的情緒穩定。藍紋瑪瑙、**透視石**、石榴石、黑色碧璽和磷鋁石可以幫你重組情緒。

負面情緒毒素

黃水晶可以淨化來自他人言語或行為導致的受傷感受。

缺乏情緒耐力

兔尾石可以讓你即使覺得情緒受到打擊，仍能繼續前進。

情緒傷口

鈷方解石或**粉晶**可以療癒傷口。**東菱玉**、萊姆綠碧璽和矽化木可以舒緩情緒。**紅寶石**能療癒深層的痛苦或悲痛。**鉻雲母**可扶持你並在受傷後幫助復原。

缺乏同理心

天使水光水晶、藍銅礦和**符山石**都可以激發憐憫心、同情心和理解力。

結束

磷灰石和月光石可以舒緩因結束所引起的情緒（例如結束一段感情或一份工作）。結束事件不管是大是小都不容易處理：小的可能會不知不覺困住你的心；大的則可能因為你太過努力應付，而讓過多的情緒累積在心中。

過多能量

巴西石和**草莓晶**可以將多餘的能量引導出去。這會讓你放鬆，並在晚上安然入睡。

能量吸血鬼

有些人會從你身上吸收能量，所以你在見到他們之後容易覺得疲憊或筋疲力竭。東菱玉可以阻止他人吸走你的能量。

神經衰弱

電氣石水晶可以釋放緊張的能量。

缺乏表達力

藍銅礦、白紋石、鉀雲母和蘇打石都可以幫助你表達你的感受。

恐懼

使用斜矽鋁銅、海水藍寶、東菱玉、方解石、紅玉髓、綠泥石、綠玉髓、狂紋瑪瑙、火瑪瑙、**赫基蒙鑽石**、符山石、**煤玉**、磁鐵礦、魔凱石、月光石、星雲石、風景碧玉／風景石、彼得石、葡萄石、粉晶、蘇打石、太陽石、虎眼石、拓帕石、電氣石水晶和**碧璽**。**鮑文玉**可以緩解懼高症，而如果你害怕成功，**精靈水晶**會有幫助。

脆弱

藍晶石可以強化毅力，並消除意志薄弱和軟弱。

心情低落

碧玉可以幫助你提振心情。天河石、方解石、紅玉髓、鳳凰石、綠玉髓、銅礦、鋰雲母、橄欖石和**石英水晶**都是「讓感覺更好」的寶石。它們可以讓你的心情變好，並增進你生活品質。即便心情好的時候也可以把它們放在四周，你的整體人生會開始變得更好。

難以覺察感受

綠碧璽可以幫助你察覺你對某件事情在不受外界干預／評判下的感受。

缺乏女性特質

使用鮑魚貝、黑色方解石、鳳凰石、紫鋰輝石、**月光石**、珍珠、粉色條紋瑪瑙和粉晶。

缺乏寬恕力

阿帕契淚石、金綠玉、**異性石**、**粉晶**和舒俱徠石都可以增強寬恕的心。

挫折沮喪

使用粉晶。

哀傷

紫水晶、天使石、**阿帕契淚石**、水光水晶、斑銅礦、鮑文玉、白雲石、磁鐵礦、縞瑪瑙、風景碧玉／風景石、粉晶、**煙水晶**和精靈水晶都可以舒緩哀傷以及喪親之痛。

缺乏接地

方鐵錳礦、黑瑪瑙、黑色方解石、黑色黑曜石、黑蛋白石、藍石英、百吉神石、錫石、白鉛礦、方鉛礦、綠色蛋白石、**赤鐵礦**、玉、碧玉、黑色拉長石、磁石、磁鐵礦、魔凱石、黑曜石、矽化木、畢卡索大理石、彼得石、紅色方解石、煙水晶、輝沸石和虎眼石都對接地有幫助。**瑪瑙**和方解石能幫你體認到內心感受的重要性。

使用紫水晶來面對後續衝擊

紫水晶可以在遭遇充滿壓力的狀況後（例如爭論），使你平靜。還可以幫你面對一整天、一整個月或甚至數年累積下來的各種小壓力所造成的影響。

當你開始感到有壓力時，盡可能快速讓自己離開造成壓力的情境是很重要的。雙手各拿一顆紫水晶，等待一到兩分鐘，直到你注意到自己感覺平靜，而且呼吸回歸正常。如果你在每次感受到一點點壓力時就這樣使用水晶，很快將會發現，愈來愈少事情會造成你的壓力，而且在每次遭遇造成壓力的事件發生後，你會愈來愈容易放鬆。海水藍寶、天青石、青金石和煙水晶也能幫助心理和生理進入放鬆狀態。

罪惡感
使用鳳凰石、拉利瑪和**粉晶**。

連結第六感
磁鐵礦、**虎眼石**和黃色蛋白石可以幫助你辨識並相信內心直覺；這樣能幫助你避免壓力。

封閉內心
有時候你會將內心緊閉以避開痛苦，異性石可以幫助卸下心防去愛。

思鄉
紫水晶、白鉛礦和隕石可以舒緩思鄉之情，並提醒你當下所在之處就是家。

絕望
在一切都不順利時，礫背蛋白石可以激發你的樂觀。

敵意
綠泥石和舒俱徠石可以提供幫助。**橘色方解石**可以緩解好戰性，提升溫和性。

幻覺
使用**雨林碧玉**。

不成熟
紫鋰輝石對行為長期明顯比實際年齡幼稚的人有幫助。

沒有耐性
霰石、藍線石、**祖母綠**、球形碧玉、白鐵礦、龜背石、光澤黑曜石和精靈水晶可以增進耐心。

覺得自己不夠好
粉晶和蘇打石可以和緩失敗的感受。

沒有條理
隕石有助於增強心理和情緒的理解。

不連貫
矛盾的行為舉止可能會讓你或其他人覺得困惑。薔薇輝石可以幫助你在行為和情緒上保持連貫性。

猶豫不決
使用黃水晶、東菱玉、巴西石、銀星石、螢石、縞瑪瑙、鈦石英、冰洲石、白鉛礦、**拓帕石**、輝銻礦、古銅輝石、鉀雲母、紫水晶、魔凱石和紅寶石。

自卑情結
綠玉髓、**金**、黑松來和閃鋅礦在克服自卑情結時，都很有幫助。

壓抑、拘謹
重晶石、**蛋白石**和虎眼石可以減低害羞並防止你退縮。

缺乏內在力量
水砷鋅礦和黑瑪瑙可以幫助你連結內在力量。

不安全感
瑪瑙、**天使石**、東菱玉、礫背蛋白石、**拉長石**、歪鹼正長岩、磁石和鉀雲母可以促使一種安全感，並保護你的情緒。

感受力低落和感受力過強
月光石、薔薇輝石和透石膏可以提升感受力；**蘇打石**則可以讓你不要那麼敏感。**紫水晶**有助於帶來平衡，你可以搭配使用月光石或蘇打石。

內向
藍石英、白鉛礦和虎眼石可以幫你變得比較外向。

不理性
藍銅礦／孔雀石、鈣鋁榴石、藍晶石和硫磺可以強化理性思考和邏輯思維。

易怒
使用玉髓和珍珠。

嫉妒／羨慕
使用紅玉髓、橄欖石、**粉晶**和黑榴石。

怠惰／昏睡
紅玉髓、珊瑚、**橄欖石**和勤簾石可以激勵你並讓你開始行動。

寂寞
當你覺得寂寞且孤單，碧玉、魔凱石、雪花黑曜石、**精靈水晶**和鈣鉻榴石可以幫助你應對。

失落
水光水晶和**摩根石**可以緩和失落感。**綠簾花崗石**可以在你失去理想或夢想時，提供幫助。

單相思
當你的情感沒有獲得回報時，鉻雲母可以幫助療癒內心。

缺乏愛
鮑魚貝、鐵鋁榴石、天使水光水晶、重晶石、鮑文玉、天青石、**鑽石**、鋰電氣石、紫鋰輝石、菱鎂礦、錳方解共生黃鐵礦、摩根石、粉色蛋白石、彩虹黑曜石、**粉晶**、草莓晶、綠松石和西瓜碧璽都可以促進並幫助你發現愛。

惡意

玉可以降低邪惡的傾向，並激發善意。

操弄他人

請參考「心理遊戲」條目。

躁鬱症

紫鋰輝石、**鋰雲母**和孔雀石對於改善極端情緒都有幫助。

缺乏男性特質

使用**黑色黑曜石**、印度神石、**黑曜石**、煙水晶和磷鋁石。

冷漠無感

在你覺得腦袋無法運作時，使用紅寶石、**鈦晶**和煙水晶。**金色方解石**、帝王黃玉和黃碧璽也可以讓你的心思重新開始運作。

心理平衡、健康和治療

亞歷山大石、紫水晶、海水藍寶、**天青石**、綠玉髓、透視石、石榴石、金、金綠柱石、符山石、捷克隕石、橄欖石、矽化木、矽鈹石、薔薇輝石、紅寶石、**鈦晶**、金紅石、**銀**、蘇打石、**舒俱徠石**、硫磺、虎眼石和**碧璽**都對維持心理健康有幫助。

心理阻礙

當你覺得思緒受阻而且內心毫無想法時，試試看紫黃晶、**鈦晶**、雪白石英和**碧璽**，能讓思緒自由流動。

心理崩潰

如果覺得生活正在崩壞，玉髓、**紅紋石**、**鈦晶**和**碧璽**可以漸漸將你帶回現實生活。

心理不安

薔薇輝石、冰洲石、**白色方解石**和**蘇打石**可以幫助你平靜、穩定和安定內心。如要舒解煩亂的心思，試試天河石或**碧璽**。如果是嚴重的心理創傷，可以使用銀和**黃螢石**。飲用**粉色蛋白石**水晶水，可以平撫任何類型的心理不安（無論是輕微或嚴重）。

心思紛亂

無色碧璽、礫背蛋白石、銅藍、粉晶、**雪白石英**、綠松石和鈉硼解石可以清理雜亂的心思，讓你有思考的空間。**綠玉髓**、**鑽石**、鈉硼解石和白色方解石可以讓你穿過內心的迷霧。

心理遊戲

冰洲石可以幫助你看透騙局，避免被混淆。

心思不清晰

紅寶黝簾石、**天青石**、錳鋁榴石、**黃碧璽**和黃螢石有助於思緒清晰，讓想法浮現，並打開心房接受新的、潛在的驚人靈感。

心思不專注

握著螢石、拉長石、珍珠、矽鈹石、石英水晶或紅鋅石，並將心思集中在水晶上，經過10～20分鐘後內心的困惑就會消失，讓你可以專注在想要專注的事物上。

情緒擺盪

岩鹽和碧砂寶石可以穩住情緒鐘擺。

自戀狂

使用兔尾石。

負面思緒

這是一種情緒狀態，但非常容易受到周遭環境影響。當你感覺很負面時，就會將負面情緒吸引過來，一旦周遭環境都充滿負面能量時，你就很容易被拖累。**琥珀**、磷灰石、水光水晶、海水藍寶、**錫石**、珊瑚、大麥町石、**鑽石**、燧石、金、赤鐵礦、黑松來、玉、梅林石、黃鐵礦、軟錳礦、石英、雨林碧玉、鈦晶、**黑色碧璽**、銀、煙水晶、雪白石英、**虎眼石、拓帕石、碧璽、綠松石、綠碧璽**和黝簾石都可以保護你免於負面思緒。他們幫助你釋放氣場裡的負面能量，並且強化正向的感受。在將負面情緒轉為正面感受時，**鳳凰石**會很有幫助。

壓抑的負面思緒

阿帕契淚石可以幫助你釋放任何緊抓不放的負面思緒（無論你是否有意識到）。

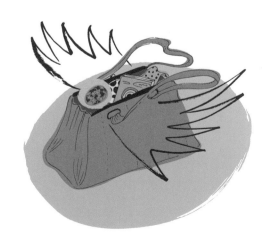

攜帶綠松石可以舒緩旅行壓力。

考前緊張

天河石可以鎮定神經；東菱玉對緩解生理緊張很有幫助；雪白石英可以清空心思，讓你在研讀和考試時更專心。一起使用這三種水晶效果絕佳。

神經衰弱

請參考「心理崩潰」條目。

緊張和緊繃

鮑魚貝、天河石、紫水晶、金色方解石、雪佛龍紫水晶、鳳凰石、金、苔紋瑪瑙、鋰雲母、鉀雲母和西瓜碧璽都可以鎮定神經並減輕緊繃。

夢魘

將天青石、燧石、金、錳方解共生黃鐵礦或紅寶石放在你的枕頭底下。

強迫性意念

執著在某件事情或某個人會造成很大的傷害，甚至會嚴重影響到你的日常生活。這會破壞你的幸福感，最終會影響你的健康。玉髓可以對強迫性意念有幫助。

強迫行為

使用精靈水晶。要治療強迫症，可以用紫水晶、玉髓和紅色方解石。

強迫式熱情

使用藍色拓帕石和輝銻礦。綠玉髓可以幫助你發現並打破行為模式。

倔強頑固

請參考「固執」條目。

受壓迫

使用透視石。

過分依附

磁鐵礦可以減少過分依附以及需要過多關懷，讓更清透的能量圍繞你。一旦你放下某個人事物，會發現你真正需要的東西仍然在，但其他的會離開，創造出可以迎來新事物的生

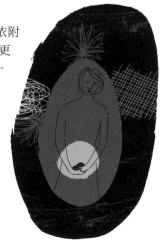

虎眼石可以幫助你連結第六感。

命空間。葡萄石和雨林碧玉可以幫助你釋放舊的感受，並在人生道路上向前；例如，一段關係或一份工作的結束或搬家。硬石膏能增進你接受各種狀況的能力，有助於激發更進一步的釋放。磁石和菫青石可以減少依賴和緊抓不放的狀況。

過度熱忱

方解石可以讓熱忱冷靜下來，但不會減少你的興趣。銅礦和螢石可以釋放過度的興奮感。

疼痛造成的情緒

方鐵錳礦可以幫你處理因生理疼痛或疾病所產生的情緒。

恐慌發作

一旦你覺得要發作，就握著一顆綠色方解石或紅方解石。將心思專注在水晶上，並想像恐懼開始消融，流入水晶中。

偏執

使用玉髓。

過度熱情

紫水晶可以讓熱情平靜下來。也可以參考「強迫式熱情」條目。

缺乏熱情

磷鈹鈣石、菱鎂礦、月光石、蛋白石、紅紋石和紅寶石都能激起熱情，並讓它流動。

個性阻礙

我們可能會有意或無意地阻止展現自己真實的個性。鑽石可以排除障礙（包含自我壓抑或是所受的教養），讓真實的你發光。紫水晶可以讓你的脾氣變溫順，進一步引導出比較冷靜的性情。

悲觀主義

月光石或鉀雲母可以給你比較樂觀的看法。

恐懼症

海水藍寶、鳳凰石和粉晶對於排除不理性的恐懼有幫助。

創傷後壓力症候群

使用石榴石、黃螢石、金、樹紋瑪瑙、鮑文玉、綠螢石、錳方解共生黃鐵礦、紅紋石、珊瑚和銀。

偏見

斜矽鋁銅、紫黃晶、海水藍寶、錫石、龜背石和舒俱徠石可以幫助減少偏見，並增進耐性。綠玉髓或葉鈉長

解除壓力的水晶

　　有時候你會覺得被一天中各種帶來壓力的事情淹沒——生理和心理上都被搾乾。你渴望睡眠，但睡覺可能是件難事，你隔天早上起床時並不覺得有休息到。當你處在這個狀況時，試著握著下列任何一種水晶，將選定的水晶握在手中安靜坐著，透過逐漸覺察到自己的呼吸，開始讓自己放鬆。想像外面正在下雨，漸漸讓時間慢下來，感受你自己變得愈來愈平靜並且聚焦於內心；想像雨停了，太陽逐漸出現，天空出現一道美麗的彩虹。

　　你可以在任何覺得需要的時候，練習這個有效的視覺化方法，每天練習幾分鐘或更久的時間（如果挪得出更多時間的話）。能提供幫助的水晶有：天河石、霰石、雞血石、方解石、天青石、玉髓、鳳凰石、綠玉髓、螢石、苔紋瑪瑙、赤鐵礦、赫基蒙鑽石、白紋石、拉長石、橄欖石、矽化木、畢卡索大理石、石英、彩虹黑曜石、紅紋石、粉晶、十字石、太陽石或拓帕石。水晶建議是握在手中剛剛好的大小，符合你的手掌尺寸，能夠自然地握住。將水晶帶在身邊，可以放在口袋裡或包包裡，你才能在需要時握著並保持平靜。

石可以幫助你接納他人。批判性的態度可以藉由海水藍寶、**綠玉髓**和**蛻變石英**軟化。**虎眼石**或藍寶石有助於消除偏執和心思狹隘。

經前症候群
月經週期的荷爾蒙改變可能會導致情緒和生理症狀。你可能會覺得疲憊和易發脾氣，而且有難以預測的情緒起伏。**鳳凰石**、玉、紫鋰輝石、月光石和紅寶石可以舒解所有經前症候群的症狀。

拖延
雨林碧玉讓你能辨識且克服讓你不想做事的障礙。

拒絕
錫石可以幫助你處理被拒絕的狀況。

焦躁不安
金綠玉、月光石、摩根石、透鋰長石、雪花黑曜石、草莓晶、**碧璽**、綠松石和**綠碧璽**可以讓你的腦袋冷靜下來，並促使心平氣和。

躁動
銅礦和**錳方解共生黃鐵礦**可以平撫躁動。紫黃晶、天使水光水晶和**錳方解共生黃鐵礦**可促進內心保持平靜。

傷心
水光水晶、**紅玉髓**、**白雲石**、隕石和石英水晶可以幫助你釋放憂傷並提振憂鬱的情緒。藍石英、斑銅礦、大麥町石、**石英水晶**、彩虹黑曜石和藍寶石都可以促進快樂。

思覺失調症
使用天河石+琥珀+東菱玉+綠玉髓+玉+薔薇輝石+碧璽。

缺乏自我接納
綠玉髓可以幫助你看到並且接受自己的樣貌。它可以撥開掩蓋你內心的烏雲，並讓你看到真實的自己。

缺乏自我控制
縞瑪瑙可以強化控制力。**大麥町石**和月光石可以幫助你變得更沉著鎮定。

自尊低落
亞歷山大石、紫水晶、紅玉髓、黃水晶、狂紋瑪瑙、紫鋰輝石、鋰雲母、魔凱石、星雲石、**蛋白石**、薔薇輝石、蘇打石、精靈水晶和鋯石都可以增強你的自我價值感。**朱砂**可以幫助你找回自尊。

自我厭惡
斜矽鋁銅和兔尾石可以幫助你移除負面感覺。**異性石**和鑽石可以鼓勵你愛自己。

自大
普通蛋白石可以幫助你找到自大和自卑之間的平衡。透過藍銅礦／孔雀石和**錳黝簾石**可以消除自負。玉可以強化謙遜。

自我忽視
有時候你花太多時間和精力在照顧其他人，而忘記了自己，金綠玉可以幫助你記得為自己著想。

老人癡呆症
亞歷山大石和玉髓可以幫助減緩惡化，它們在病症初期最有效。

性挫折（因長期無性生活而情緒不佳）
綠玉髓和粉晶。

性別特質不平衡
我們所有人都有女性和男性的一面，有時候生活中的事件會導致兩者不平衡，可以藉由以下寶石恢復平衡：琥珀、紫黃晶、磷灰石、東菱玉、**黑色條紋瑪瑙**、方解石、天青石、玉髓、綠玉髓、黃水晶、普通蛋白石、大麥町石、透視石、赤鐵礦、堇青石、碧玉、煤玉、藍晶石、青金石、磁石、梅林石、**月光石**、軟玉、縞瑪瑙、透鋰長石、紅紋石、薔薇輝石、流紋岩、閃鋅礦、黑隕石、虎眼石、碧璽、綠松石、鈉硼解石和綠簾花崗石。

膚淺
斑馬寶石可以為你帶來內涵與深度。

驚嚇
樹紋瑪瑙非常溫和，可以讓你的生理、情緒和心靈都平靜下來，幫助你重新找回平衡。

購物狂
煙水晶可以幫助你辨識潛在的真正需求，以及為了滿足需求而需要做出的改變；這可以幫助你達到一個更富足、開心的生活。

脾氣暴躁
請參考「易怒」條目。

害羞
重晶石可以幫助你克服膽怯和激發膽識。

缺乏自發性
使用阿帕契淚石、**藍石英**和赫基蒙鑽石。

壓力
請見「焦慮」和「擔憂」條目。

腎上腺疲勞症候群
你可能試著做太多事情而且同時想要待在太多地方，忙得團團轉。綠柱石、**帝王黃玉**、紅紋石、薔薇輝石和拓帕石可以找到問題的源頭。如果你已經完全筋疲力竭，**火蛋白**可以幫忙重新補充能量。

固執
藍線石可以幫助你在看事情時更能變通。

潛意識受阻
黑曜石可以幫助釋放無故被困在你身體中或心裡的能量（通常都跟過去的事件或問題有關）。阿帕契淚石、**斑銅礦**、鮑文玉、方鉛礦和綠簾花崗石可以幫助你看到自己造成的阻礙，並讓你在人生道路上得以向前進。

潛意識煩亂
理論上，我們對自己的潛意識一無所知，但這些潛藏的想法會造成負面影響。**礫背蛋白石**和畢卡索大理石可以幫助我們將潛藏的思緒帶到意識表層。

讓情緒接地

當你接地時，能量會在身體內自由流動，多餘的能量會流出進入大地。這代表你的細微能量會維持平衡，以情緒層面來說，你會感到心神集中、活在當下且在一切都在掌控中。沒有接地的短期影響是感到不自在，許多人會緊張或不安。平常不會讓你煩心的事情開始有負面影響，你可能很容易發怒或不高興。

長期影響會造成細微能量不均衡，當你再也無法承受時，會導致整個心神燃燒殆盡，或是出現生理病痛。然而，如果你建立起「自己正在失去接地或集中」的覺知，便可以採取步驟來逆轉這個狀況。

請試試看下述的方法：盤腿坐在地板上，或其他你覺得舒服的姿勢，手中握著一顆赤鐵礦。將思緒專注在寶石上，碰觸它並且感覺它的質感和輪廓。看著它，然後閉上你的雙眼，用心眼想像它的樣子。重複做幾次，將你的覺知帶至身體和地面間的接觸點，讓你所負擔的重量和緊張沉到身體底部，然後透過身體流出，直到地面。想像自己是棵植物會很有幫助：你身體上半部非常輕盈、自由而且有彈性，就像莖和葉子；身體下半部是很有重量而且與地面連結，如同強壯、堅硬的樹根。準備結束時，睜開你的雙眼然後用很慢的速度站起來。

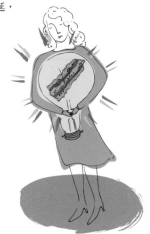

雨林碧玉能終止拖延，有助你做決定。

受苦

紅寶石可以減少痛苦。

優越情結

綠玉髓和**錐螺瑪瑙**能幫助我們更謙遜。**磷灰石**可以減少冷漠疏離感。可以藉由藍銅礦／孔雀石、**藍色拓帕石**或綠玉髓消除驕傲。

多疑

綠松石可以減少多疑成性，讓你對人事物有更多信任感。**鋰雲母**和黑榴石也會有幫助。

不懂人情世故

鳳凰石可以促進交際手腕。

容易暴怒

鉀雲母和碧砂寶石可以幫助降低暴怒的頻率和程度。

遭遇悲劇

星雲石可以幫助你處理令人悲傷的狀況。

創傷

石榴石、**紅紋石**和粉晶可以幫忙平撫受到的情緒衝擊；綠螢石對於較輕微的狀況有幫助。

旅行擔憂

月光石和**綠松石**可以緩解跟旅行相關的憂慮。

騷動不安

玉可以帶來平和的感受和內在的寧靜。

自身感受不被關心

天使水光水晶、玉髓和**粉色條紋瑪瑙**都可以促進你擁有被照護的感覺。

不關心他人感受

月光石可以促進對他人更關愛的態度。

不專注

在你需要專注時，紅玉髓、**螢石**和**石英水晶**都很有用。他們都有助於長時間維持專注，並讓你的心思集中。

虛榮

藍銅礦／孔雀石、銅藍和錳黝簾石可以幫助你看透自己的形象，並讓你不要這麼在乎自己。

受害者心態

黑色碧璽、碧璽和錐螺瑪瑙能帶來受到保護的感覺，讓你可以減少防衛心，並且停止你因自己的問題而責怪他人。

行為粗野

白紋石有助於你在狂歡喧鬧時，有所節制。

任性

硫磺可以減少剛愎自用、頑固的行為。

缺乏生存意願

阿賽斯特萊石、黑色瑪瑙和**紅寶石**都可以激起生存慾望，並在關鍵的情況下發揮影響。

擔憂

使用天青石、鉀雲母、**畢卡索大理石**和虎眼石。

擔憂他人的想法

珊瑚和**碧璽**可以提供你保護感以及內在力量，讓你免於他人眼光或對你的評斷。

靈性強化水晶

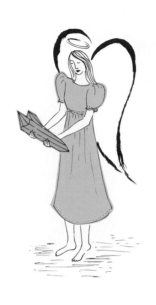

我們都遵循著獨有的生命靈魂道路在走，走在這條路上時，能量會流動，生命會往前進，我們感到健康快樂。當我們在道路上走偏了，能量就會停滯不前，生命會偏斜或後退，而我們會感到壓力和緊張。如果你並不確定自己的人生道路和目的為何，重晶石、**鈷方解石**、符山石、葡萄石、輝銻礦、舒俱徠石、錳黝簾石和鈦石英都可以帶來方向。**粉色蛋白石**很適合作為開始靈性旅程的寶石，它會促進你覺醒。如果你覺得在道路上落後了，**光澤黑曜石**就是適合的選擇。**紫龍晶**、透明螢石、印度神石和黑曜石可以幫助你將靈性經驗帶入真實世界及日常生活；紫黃晶將帶來理解洞察。礫背蛋白石、**鈷方解石**、彩虹黑曜石和樹紋瑪瑙可以幫助你看到每件事情美好的一面。建議先嘗試**粗體字**的寶石，再嘗試其他種類。

存取阿卡西紀錄

天使天光水晶、梅林石、星雲石、彼得石、藍寶石和**紅寶石資料庫守護者**（參考P.141說明）可以幫助你存取這種神祕的知識。

接觸天使和指導靈

天使水光水晶、天使石、天青石、針鐵礦和**透鋰長石**能強化你與天使領域的連結。

淨化氣場

氣場記錄著你人生中發生的每件事情，有時候能量的「陰暗元素」會以疾病、壓力或兩者合體的方式呈現。能量正常來說會在氣場中流動，這些陰暗元素會消失，但當這樣的機制沒有出現時，身體上陰暗元素集合的區域會感到不舒服。攜帶或配戴天河石、天使水光水晶、**水光水晶**、珊瑚、金（珠寶飾金是一種合金，在這種狀況下的效果不佳；建議使用小金塊或在石英中的金）、紫黃晶、百吉神石、礫背蛋白石、黃水晶、透明螢石、鈉鎂碧璽、石榴石、堇青石、碧玉、透鋰長石、軟錳礦、彩虹黑曜石、金紅石、碧璽和鋯石。

保護氣場免於不需要的能量侵襲

攜帶或配戴瑪瑙或**鑽石**，珠寶配件中的鑽石也可以，但不要使用訂婚戒這種帶有愛、忠誠和奉獻等特殊意義的珠寶。

穩定氣場（感覺「搖晃不定」）

攜帶或配戴珊瑚或拉長石，並放一顆寶石在你的床邊。

強化氣場

如果要強化能量場，可以攜帶或配戴瑪瑙或鋯石。

靈性集中

指達到內在平靜的境界，此時你可以清楚觀察身邊所發生的事情。海水藍寶、方鐵錳礦、百吉神石（一對）、方鉛礦、綠色蛋白石和紫鋰輝石可以幫你達到這個境界。這些寶石對於那些感覺自己一直在行動、無法暫停的人很有幫助。這些寶石不會讓你無法做事，而是讓你可以在忙碌之餘稍事休息（你可以從內在自我找到一定的舒適感）。持續使用這些寶石有助於找到生命更深層的意義。

靈性儀式

綠柱石、白鉛礦、玉髓、石膏、藍晶石、摩根石或十字石可以增進儀式的感覺。攜帶它們，或將它們放在神聖空間或執行儀式的區域。藍紋瑪瑙、赫基蒙鑽石和藍晶石可以強化能量接收的過程。煙水晶可以保護你免於可能出現的不受歡迎能量侵擾。

脈輪

所有水晶都會在你的脈輪／能量系統上運作。（請參考第三章，以了解每種水晶跟特定脈輪的關係。）磷灰石和百吉神石（一對）可以平衡你所有的能量中心。綠螢石很適合排毒；海水藍寶可以移走阻礙，藍晶石可以讓主要脈輪協調一致；拉長石會促進氣場與脈輪間的能量流動。

與祖先連結

鮑魚貝、鮑文玉、黑曜石和縞瑪瑙可以將你連接到你的根源。

與神連結

高靈或高等能量有許多個名字：神、神靈、佛陀、耶穌、穆罕默德、道、宇宙生命能、全知者等等。紫水晶、方鐵錳礦、藍石英、黃銅礦、火瑪瑙、金、縞瑪瑙、透鋰長石、雪白石英、西藏水晶、綠松石和紅寶石可以強化你與高靈或計畫的連結。透過金綠玉、祖母綠、翠綠鋰輝石和虎眼石則可以增進你對靈性經驗的理解。

與靈魂連結

使用斜矽鋁銅、紫水晶、天使石、紅寶黝簾石、魚眼石、東菱玉、重晶石、藍螢石、藍石英、紅玉髓、火瑪瑙、針鐵礦、藍晶石、摩根石、透鋰長石、藍寶石、舒俱徠石、太陽石、丹泉石和鉬鉛礦有助於感受到靈魂指引以及所有生物的本質。

心靈保護

我們的心靈能量每天都會面臨跳戰，來自旁人刻意的攻擊或不經意的話語、未經思考的評判、手勢和負面思想，都會讓你變低落。

能量消耗也可以是更不容易察覺的狀況。以治療師和照護者為業的人，可能會從每天面對的顧客身上沾染痛苦甚至是症狀，但即使你不是照護者也能體會相似的感受，身邊那些把自身問題傾倒而出的人們可能也會讓你覺得低落。那些經過你家、停留數分鐘到一小時的鄰居，會在不經意的狀況下帶走你的能量，讓你覺得疲憊和筋疲力竭。特定水晶可以讓這些事情不再發生在你身上。

不妨嘗試下列任何寶石：天使水光水晶、水光水晶、黑色方解石、黑色黑曜石、巴西瑪瑙、錫石、大麥町石、鑽石、鈉鎂碧璽、火瑪瑙、玉、紫鋰輝石、磁鐵礦、軟玉、黑曜石、黃鐵礦、金紅石、塊閃鋅礦、黑色碧璽、閃鋅礦、精靈石英、十字石和碧璽。每天飲用天使石水晶水也會有效。琥珀和煤玉可以保護你免於暴力；紅碧玉和煤玉的組合可以保護你免於巫術侵擾。金綠柱石在你離開如家人、車子或房子時保護一切，當你離開家裡時，它是最適合放在家中的寶石。符山石讓你可以保持警覺並避免遭遇危險；纏絲瑪瑙讓你免於捲進犯罪事件。輝銻礦可以保護你免於「惡靈」的侵擾，而煙水晶會將惡意送回源頭，因此任何送出這種意念的人就會立即得到反撲，加快業力因果！

奉獻

使用空晶石、大麥町石、石榴石、藍晶石、紅寶石和藍寶石。

遠距治療

使用魚眼石、紅寶石、銀、虎眼石和拓帕石。

夢境

天青石、綠色蛋白石、玉、藍晶石、青金石、歪鹼正長岩、捷克隕石、魔凱石、葡萄石、紅碧玉、紅寶石和精靈水晶都可以幫助你作夢，並記住夢境。藍晶石、歪鹼正長岩、孔雀石和煙水晶可以幫助解夢。

高我和內在自我

鐵鋁榴石、磷灰石、海水藍寶、**雙色或三色碧璽**、藍石英、祖母綠、螢石、石榴石、**帝王黃玉**、印度神石、孔雀石、月光石、鉀雲母、**幽靈水晶**、**綠紫晶**、彩虹黑曜石、鈦晶、**精靈水晶**、錳黝簾石、拓帕石、雪花黑曜石、蘇打石、精靈水晶、碧璽、鈉硼解石、鈣鉻榴石、**西瓜碧璽**和鉬鉛礦能增加你的覺知和洞察力，幫助你與內在最深處、最真實的自己連結（有些人稱之為靈魂、靈體、氣、生命驅力或本質）。**銀**可以為你清出一條道路，讓你可以直接看進內心；**黑曜石**可以作為「靈魂的鏡子」。

業力

天使水光水晶和**兔尾石**會幫助你了解業力原因。斑銅礦可以加速業力因果，你就不用將它帶入下次輪迴。

愛

紫水晶、**狂紋瑪瑙**、鋰電氣石、粉色條紋瑪瑙、薔薇輝石、**粉晶**和舒俱徠石可以促進感受到無條件、來自靈性或宇宙的大愛。

接觸前世

亞歷山大石、白鉛礦、透視石、異性石、**矽化木**、精靈水晶和**綠簾花崗石**都可以讓接觸前世經驗更容易。**磷灰石**、礫背蛋白石和金色方解石對前世回溯有幫助。

純淨

礫背蛋白石、**橄欖石**、**鑽石**、雪花黑曜石、雪白石英和**珍珠**可以強化靈魂純度。

找到靈魂伴侶

鮑文玉、**鈣鉻榴石**、鉬鉛礦和鋯石可以幫助你找到並連結你的靈魂伴侶（這可能涉及或不涉及實際的人際關係）。

靈性平衡

紫水晶、石英水晶、**紅寶石**和**藍寶石**可以為你個人的靈性道路帶來穩定。

靈魂排毒

鑽石、印度神石、矽鈹石、星彩紅寶石水晶（Star ruby crystal）和鈉硼解石可以清除你靈魂中不需要的能量。

靈性發展

天河石、海水藍寶、天青石、月光石、雪花黑曜石和**碧璽**都可以促進你的靈性成長。

圖騰動物

天使石、豹紋流紋岩、透鋰長石和**輝銻礦**可以幫助你辨識並與你的靈魂動物連結。

品德

藍寶石可以增進「品德」這種許多文化中都存有的傳統靈性價值。

智慧

綠柱石、白鉛礦、玉、珊瑚、金、青金石、月光石、摩根石、黑曜石、紅寶石、藍寶石、雪花石英、綠松石和鋯石可以強化洞察力、知識、理解和良好的判斷力。

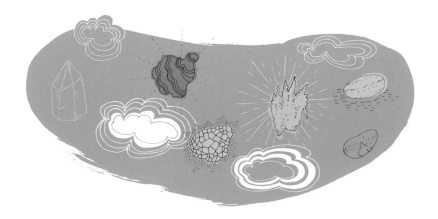

生活強化水晶

富足、金錢和財富

水砷鋅礦、紫水晶、**朱砂**、**黃水晶**、鑽石、透視石、石榴石、金、苔紋瑪瑙、鋰雲母、矽鈹石、紅寶石、精靈水晶、太陽石、黑隕石、虎眼石、拓帕石、碧璽和綠碧璽都會對獲得財富和物質有幫助。**黃水晶**被稱為「金錢寶石」，可以吸引財富，你可以將一顆水晶放在口袋或錢包裡。紫水晶、**朱砂**和紅寶石可以幫你專注於與錢相關的事務，而董青石和輝銻礦有助於財務管理。如果你有物慾成癮的問題，試著使用**拉利瑪**讓慾望衝動流逝。

避免意外

如果你經常遇到意外，**玉**、黃鐵礦和反向西瓜碧璽可以保護你。

促進行動力

攜帶或配戴綠柱石，或放在你的工作場域。

野心、夢想、目標和理想

藍水晶可以為你的野心找到平衡，在你好高騖遠時提醒要腳踏實地，並且在有需要的地方增加動力和實行方向（請注意是「需要」而非「想要」）。如果你期望擁有更充實圓滿的生活方式，無色碧璽、琥珀、鮑文玉、藍礬、葉鈉長石、銅藍、大麥町石、透視石、白紋石、玉、碧玉、金絲紅曜石、方柱石和釩鉛礦能提供幫助。紫水晶、朱砂、**紅寶石**、拓帕石和綠碧璽都可以促使你成功。

動物治療和溝通

雨林碧玉可以幫助治療動物，而**百吉神石**有助與動物溝通。

感激

星雲石可以幫助你了解身邊一切事物的價值，這會激發你對於人、環境和宇宙的感恩之情。

美麗

尖晶石可以讓你的外在和個性更亮眼。

最佳特質

金綠玉和鋯石可以在任何狀況中帶出你的最佳特質。**阿賽斯特萊石**能幫助你充分利用面對的各種情況。

左右腦平衡

斑銅礦、鑽石、拉長石和**碧璽**可以帶來左右腦和諧的狀態，有助於讓智慧和直覺、科學與魔法匯集。

新挑戰

碧璽可以幫助你面對新的挑戰，賦予力量和勇氣。它會開啟你的內心，獲得挑戰、測驗的益處，並幫助你看得更遠。

改變

蛻變石英讓你看到生活方式所需要的改變，且促使轉變發生。**異性石**和董青石可以舒緩改變的過程，讓你的情緒平順，並以療癒的能量溫柔洗滌你的內心。紫水晶、紫黃晶、阿帕契淚石、黑色條紋瑪瑙、鮑文玉、白鉛礦、空晶石、鑽石、透視石、石榴石、鋰雲母、月光石、畢卡索大理石、軟錳礦、流紋岩、紅寶石、方柱石、光澤黑曜石、鈦石英和錐螺瑪瑙也能促使改變。**鉻鉛礦**可以幫助你舒緩生活中發生的巨大轉變。

與孩童應對

魔凱石幫助你應付孩童的需求。

溝通與表達

這些水晶在口語和書面溝通時都有幫助：天使石、磷灰石、**水光水晶**、海水藍寶、重晶石、藍色方解石、藍玉髓、**藍紋瑪瑙**、藍蛋白石、**藍色拓帕石**、藍礬、閃電管石、金綠柱石、白紋石、**藍碧璽**、藍晶石、青金石、紫螢石、反向西瓜碧璽、藍矽銅礦、蘇打石、**丹泉石**、拓帕石和**綠松石**。魔凱石可以精進溝通技巧。鈷華有助於溝通。藍石英能幫助你表達心中的想法。**重晶石**能幫助你解釋想法，而**無色碧璽**可以強化表達深度思考的能力。藉由煙水晶的幫助可以精進肢體語言的表達，而燧石可以幫助你理解他人。紫水晶、**龜背石**和綠松石可以讓公開演講更輕鬆。

創意

以下寶石都能激發創意靈感：斜矽鋁銅、亞歷山大石、天河石、紫黃晶、東菱玉、藍銅礦、黑色黑曜石、雞血石、藍色蛋白石、方鐵錳礦、水矽釩鈣石、**天青石**、白鉛礦、空晶石、鳳凰石、**黃水晶**、鉻鉛礦、鑽石、鋰電氣石、金色方解石、透綠柱石、異極礦、帝王黃玉、**藍碧璽**、魔凱石、月光石、藍色蛋白石、畢卡索大理石、粉色條紋瑪瑙、流紋岩、粉晶、紅鋰電氣石、紅寶石、黑色碧璽、蘇打石、閃鋅礦、輝沸石、鐵虎眼、拓帕石、碧璽、黃碧璽、**黃螢石**、鈉硼解石、綠碧璽和紅鋅礦。

做決定

琥珀、**紫水晶**、東菱玉、巴西石、古銅輝石、白鉛礦、藍礬、**黃水晶**、螢石、冰洲石、魔凱石、縞瑪瑙、雨林碧玉、紅寶石、碧砂寶石和輝銻礦可以讓做選擇變容易。在做人生重大抉擇時，**鉀雲母**可以提供幫助。霰石、黑色條紋瑪瑙、藍蛋白石、**雪佛龍紫水晶**、空晶石、綠蛋白石、**玉**、鉀雲母、**幽靈水晶**、粉色條紋瑪瑙、流紋岩、方柱石和電氣石水晶能幫助你找到人生問題的解答。

慾望

巴西石、紫鋰輝石和磁鐵礦可以將慾望帶到表面，讓你看清楚自己是否真的想要它們。藍寶石有助於控制慾望。

離婚

鉻鉛礦和黑榴石可以讓這個困難時期變得輕鬆些，幫助你維持理智，保持沉著。鈣鋁榴石和**菱鋅礦**可以幫助你解決任何爭執。

環境問題

龜背石可以增加你對環境問題的覺知。鳳凰石、拉利瑪和錐螺瑪瑙可以促進大地的療癒。如果你想要拯救植物，**鈉鎂碧璽**是非常好的選擇。如果你正受苦於地因性疾病壓力，**磁石**可以幫助你。**鈉鎂碧璽**、綠紫晶、彩虹黑曜石和黑色碧璽可以強化你與自然的連結。

流動

紫水晶、阿帕契淚石、**海水藍寶**、紫龍晶、石榴石、透綠柱石、石膏、紫鋰輝石、梅林石、魔凱石、兔尾石、紅紋石、煙水晶和精靈水晶可以讓生活中一切的流動更順暢，一旦停滯的事情開始流動，人生就會向前進。如果有需要，黑色蛋白石和**拓帕石**可以給你動力。

友誼

重晶石、鮑文玉、**粉晶和綠松石**可以幫助你結交新朋友。**藍色蛋白石**和**藍石英**能連結你與人群，也有益於建立、維繫人際網絡。

風趣和幽默

針鐵礦、磷氯鉛礦和**西瓜碧璽**能幫助你看到情境和生活中有趣的一面。

房產

如果你正在賣房子，在房子裡每個房間放一顆**黃水晶**可以加快出售。鮑文玉可以讓搬家的經驗感覺更輕鬆，而如果你正準備移居至國外，**隕石**可以讓搬遷過程更容易。

靈感

無色碧璽、**紫黃晶**、紅玉髓、火瑪瑙、拉長石、星雲石、蛋白石、橘色方解石、**葡萄石**、玫瑰榴石、硫磺和**碧璽**可以解放你的心思，刺激腦波和靈光出現。**鑽石**、白雲石、符山石和黃碧璽可以激發發明力。**綠柱石**讓你可以搶得先機。**藍銅礦／孔雀石**和拓帕石有助於發展個別性和獨特性。方鐵錳礦、珊瑚、**鑽石**、蛋白石、粉晶和鈉硼解石讓你的想像力可以自由發揮。水砷鋅礦和**方柱石**可以促進非線性思考。

領導能力

東菱玉、磷鈹鈣石、縞瑪瑙、**黃鐵礦**和菱鋅礦可以強化領導能力。**青金石**有助於組織技巧，而螢石可以幫助你從混亂中找到秩序。

學習／研讀

海水藍寶、方解石、紅玉髓、黃水晶、大麥町石、方鉛礦、金、翠綠鋰輝石、白紋石、鋰雲母、黑曜石、**紫螢石**、紅寶石和**雪花石英**都對於追求知識有幫助。

活在當下

當下是唯一存在的時刻，因為過去已經離開，而未來還沒出現，所以不要讓自己沉浸於這兩者中。**透視石**、**董青石**和**綠簾花崗石**可以幫助你活在當下。**梅林石**可以助你把握此時此刻。

幸運

每個人都會有需要幸運的時刻。亞歷山大石、石膏、異極礦、月光石、縞瑪瑙、纏絲瑪瑙、十字石、**虎眼石**和**綠松石**可以助你一臂之力。

協商技巧

紫水晶和**碧璽**可以幫你讓雙方達成同意。

新開始

一切事物的新開始（例如專案、人際關係和工作），都可以從黑色條紋瑪瑙、黃水晶、**鑽石**、鋰電氣石、赫基蒙鑽石、**黑松來**、月光石、磷氯鉛礦、紅寶石、塊閃鋅礦、菱鋅礦、虎眼石和**碧璽**得到幫助。

吵鬧的鄰居

將黃鐵礦放在你家每一個窗框上，生活會立即安靜許多。

人際關係

赤鐵礦、帝王黃玉、磁鐵礦和**輝銻礦**可以幫助你吸引新的伴侶。**礫背蛋白石**能增加你的性吸引力。巴西石、白鉛礦、黃水晶、葉鈉長石、大麥町石、螢石、透綠柱石、董青石、青金石、軟錳礦、**粉晶**、碧砂寶石、紅鋅礦和鋯石可以促進健康、帶來充滿愛的人際關係。鳳凰石可以提振一段關係，硬玉和**摩根石**可以修復，而**紫龍晶**幫助你放開舊的關係。**瑪瑙**和輝銻礦能促進忠誠，而**纏絲瑪瑙**對婚姻或伴侶關係有益。**粉晶**和綠松石可以帶來浪漫。透過**銅礦**、鉻鉛礦或鷹眼石可以讓性欲不再壓抑。

重獲新生

在你因故脫離社會一陣子後（例如生病、休養、戒癮或坐牢），賽黃晶可以幫助你重新回歸。

戒菸

紫鋰輝石和十字石可以幫助你戒掉這個習慣。

社交技巧

賽黃晶和纏絲瑪瑙有助於與他人互動。

說出真實自我

斜矽鋁銅、海水藍寶、藍蛋白石、古銅輝石、銅藍、藍線石、透綠柱石、**藍碧璽**、藍晶石、透鋰長石和**綠松石**都能鼓勵你表達真實的一面，並且過著屬於自己的靈性生活。

力量

當你需要額外的生理力量時，攜帶或配戴鮑魚貝、硬石膏、赤鐵礦、**鈦晶**或太陽石（有益於運動員）。

團隊合作（在體育活動、商業或任何團體中）

螢石、磷鈹鈣石、硬玉、碧砂寶石、蘇打石、精靈水晶、碧璽、**黃螢石**和紅鋅礦可以促進團隊合作。

時間管理

摩根石和**十字石**可以幫助你更有效地運用時間。

旅行

旅行可能是指走到街角的商店，也可能是環遊世界或是踏上自己的人生道路。無論是哪種旅行，**海水藍寶**、葉鈉長石、月光石、塊閃鋅礦、反向西瓜碧璽、**綠松石**和黃色碧玉可以保佑平安。

平安順利

藍石英讓你有全面性的健康與開心感受。

熱愛生活

石英水晶可以增強你的熱忱，並幫助你擁有充實的生活。

字彙表

Absent healing 遙距治療
向並不在現場的人發送療癒能量、正面思想和祈福（甚至可能是位於其他國家的人）；也被稱為遠距治療（distant healing）。

Akashic records 阿卡西紀錄
一個存在於其他星球的靈魂資訊資料庫。

Asterism 星彩效應
又稱星光效應，指寶石表面會出現星狀光芒的光學效果。

Astigmatism 散光
一種因為眼睛弧度不均而導致的視覺疾病，常發生在角膜。

Astral projection 出體經驗
一種能有意識地將部分靈魂脫離肉體、送到另一個特定地點的能力（但仍與原本的肉體保有連結）。

ADD／ADHA／ADHD
注意力不足過動症。

Aura 氣場
圍繞在身體四周的能量場。

Blade 刃狀體
形容水晶擁有類似扁平刀刃的型態。

Botryoidal 葡萄狀
形容小圓球狀礦物，外表貌似一串葡萄。

Chakra 脈輪
梵文中意指「輪」，脈輪是身體的能量中心（對看得到能量的人來說，它們是輪狀的）。正確的用字是單數為chakrum，複數為chakra，但普遍都是使用chakra和

chakras，因此我在書中仍採用這樣的拼法。

Channeling 導引傳訊
將靈性世界的信息透過某個媒介傳遞。

Chatoyancy 貓眼效應
在多種拋光後水晶上發現的一種光學效應。這類貓眼水晶可以帶來好運、快樂和寧靜。它們可以提高直覺、覺知和保護，對眼部疾病、夜間視力和頭痛有幫助。與貓眼水晶相關的星座為摩羯座、金牛座和牡羊座。

Chi 氣
中醫和中國哲學中，氣是宇宙的能量或生命動能，據信是流動於身體四周並存在於所有活物中。其他文化會用不一樣的詞彙指稱「氣」，例如ki（日本）和prana（印度）。

Clairaudience 超聽覺力
能夠聽到通靈訊息的能力。

Clairsentience 超感受力
能夠感受到靈性能量的能力。

Clairvoyance 超視覺力
能夠看到通靈訊息的能力。

Dendrite 樹枝狀晶體
指如同樹狀或樹枝狀的礦物結晶型態，或是某種礦物穿透另一種水晶／岩石生長，創造出很像樹木或樹枝的樣貌。

Dis-ease 不舒適
指在生理、情緒、心理或精神等層面的不安定狀態，可能會讓身體的自然防衛系統減弱，並增加生病的風險。這並非某種特定的疾病或症狀，通常原因都潛藏在內心深處。

Distant healing 遠距治療
請參考Absent healing遙距治療。

Diverticulitis 憩室炎
一種憩室感染（內臟不正常凸起）。

Dodecahedral 正十二面體
由十二個正五邊形組成的正多面體，每三個面會交於一個頂點，共有二十個頂點。

Druse 晶簇
長在相同或不同礦物岩石外殼的群生晶體。

Energy 能量
「力」的供給或來源：電力、核能、機械能或細微的能量，例如氣。

Feldspar 長石
一種矽酸鹽礦物群。

Fire 燄光
請見 Iridescence 暈色。

Flow 流
在道家思想中，意指放任所有事物自然發生。當你跟隨你人生真實的道路時，一切都會很輕鬆地發生，如同你正在隨著一道水流漂浮。當你偏離你的道路，事情就會變得難以達成，最終你會因為事件或疾病而停止向前。

Geopathic stress 地因性疾病壓力
指從地球散發出的能量，而且對人類健康有害，有兩種來源：能量可能在地下隨著水流動，或來自手機天線的輻射。地因性疾病壓力與許多不舒適的症狀相關，例如頭痛或癌症。

Hemeralopia 晝盲症
白天視力模糊，但晚上視力正常。

Hypoglycemia 低血糖
血液中的糖分比正常值低。

Inclusion 內含物
在不同種礦物結構中發現的礦物。

Iridescence 暈色
因為光線在晶體結構內繞射或折射產生的內部顏色。

Mass 集合體
沒有明確晶體結構的礦物。

Meridian 經絡
一種遍佈全身的能量管道；氣會經由經絡行走，如同血液經由靜脈和動脈流動。

Octahedral 正八面體
由八個全等的正三角形組成的正多面體。

Orthorhombic 斜方晶系
具有不等長的三個晶軸，且彼此互相垂直的晶系。

Oxidation 氧化
一種化學反應，指元素或化合物與氧結合，生鏽是一種常見的結果。

Piezoelectric effect 壓電效應
某些水晶因為承受物理壓力而產生的電流。

Piezoelectricity 壓電
一種對水晶加壓而出現的轉換效應，會讓電能轉為力學能，產生物理震動，使水晶以固定且持續的頻率共振。此效應非常穩定，因此，如果你有一只石英錶（裡面的石英水晶非常純淨，而且是以跟軸心相應的正確角度切割），它會非常準確。

Pleochroic 多色
一種存在於特定類型水晶的物理性質，在透過不同軸線觀看時會傳遞不同的顏色。

Pyroelectric effect 熱電效應
因溫度改變造成某些水晶兩端產生電荷。

Pyroelectricity 焦熱電
因溫度改變，正電和負電自水晶兩端遷徙所產生的電子運動。在許多水晶中都能清楚觀察到，特別是碧璽和石英水晶；在有極軸的水晶上可以觀察到微弱的效果。

Plagioclase 斜長石
是長石的一種亞群，代表性寶石包含拉長石和太陽石。

Pseudomorph 假晶
指某種礦物替代另一種原始結晶結構的情況，造成新礦物會有原本礦石的外觀。

Psychic abilities 心靈能力
包含了直覺或第六感、導引通訊、超視覺力、超聽覺力、超感受力、感受能量和氣場、看見氣場、解讀氣場、心電感應、超感知覺、占卜的洞察力和塔羅牌卡的解讀力。

Record keeper 資料庫守護者
指一種在晶體表面有凸起三角形的水晶。

Reiki 靈氣
一種來自日本、透過手進行治療的形式，現在世界上有超過百萬的執業者。

Remote viewing 遙視
能夠在遠處看見地方和事件的能力。請參考Astral projection出體經驗。

Restless leg syndrome 不寧腿症候群
影響到晚上睡眠的腿部抽筋。

Rhombic 菱形體
指平行四邊形型態的水晶。

Rhombododecahedral 菱形十二面體
指由十二個全等菱形組成的多面體。

Rombohedral 菱面體
請參考Rhombic 菱形體。

Scalenohedral 偏三角面體
指有十二個面，而每面有三個不同邊長的晶體。

Shamanic healing 薩滿治療
一種最古老的傳統治療術。

Sphenoid 蝴蝶骨狀
指楔形（V形）的。

Spirit guides 靈魂導師
能夠傳授資訊、知識和智慧，並在你的人生道路上提供幫助的靈性存在或能量。

Tabular 平板狀
形容板狀或片狀的晶體。

Tetrahedral 四面體
指有四個面的晶體。

Trapezohedral 偏方面體
指有梯形面的晶體。

Trapezium 梯形
有兩條平行邊的四邊形。

Totem animal 圖騰動物
可以在人生道路上指引你的動物靈魂或特質。

索引

致謝

我想在此感謝我的妻子琳恩・帕瑪堅定的愛與支持,以及寫作期間的同事、所有在CICO出版社的同仁:麗茲、凱絲塔、潔瑞、莎麗和負責出版的尼克,以及卡梅爾在二版的幫忙,還有特別要感謝辛蒂認為這本書值得出版。

我也要感謝所有激發寫書靈感的人:家父賽瑞爾、卡珊卓、伊森、美樂蒂、我所有的顧客與學生,以及伊恩(理由你知我知)。

我誠摯感謝每一位水晶書作者(無論我是否閱讀過他們的著作),以及每位受到此書啟發、想要療癒自己或別人的讀者。

菲利浦・普慕特的網站:www.thecrystalhealer.co.uk
你也可以到菲利浦・普慕特的臉書按讚,或追蹤他的Twitter:@CystalHealer

英國長銷經典
水晶能量療癒萬用書

改善氣場 ╳ 緩解疼痛 ╳ 穩定身心 ╳ 增加財富 ╳ 促進人緣
250種水晶礦石給你最完整的生活對策

作　　者:菲利浦・普慕特
譯　　者:梵妮莎
總 編 輯:盧春旭
執行編輯:黃婉華
行銷企劃:鍾湘晴
封面設計:Alan Chan
內頁排版設計:Alan Chan

發 行 人:王榮文
出版發行:遠流出版事業股份有限公司
地　　址:104005 臺北市中山北路一段 11 號 13 樓
客服電話:02-2571-0297
傳　　真:02-2571-0197
郵　　撥:0189456-1
著作權顧問:蕭雄淋律師
ISBN:978-957-32-8467-3

2019 年 3 月 1 日初版一刷
2024 年 3 月 6 日初版十九刷
定價 新台幣 499 元 (如有缺頁或破損,請寄回更換)
有著作權・侵害必究 Printed in Taiwan

First published in the United Kingdom under the title The Crystal Healer by CICO Books,
an imprint of Ryland Peters & Small, 20-21 Jockey's Fields, London WC1R 4BW. All rights reserved.
Traditional Chinese translation copyright © 2019 by Yuan-liou Publishing Co.,Ltd.

yib 遠流博識網
http://www.ylib.com
Email: ylib@ylib.com

國家圖書館出版品預行編目(CIP)資料

英國長銷經典水晶能量療癒萬用書:改善氣場
╳緩解疼痛╳穩定身心╳增加財富╳促進人
緣,250種水晶礦石給你最完整的生活對策 / 菲
利浦・普慕特著;梵妮莎譯. -- 初版. -- 臺北市:
遠流, 2019.03
面; 公分
譯自:The Crystal Healer
ISBN 978-957-32-8467-3(平裝)
1.另類療法 2.水晶 3.能量

418.995　　　　　　　　　　　108001763

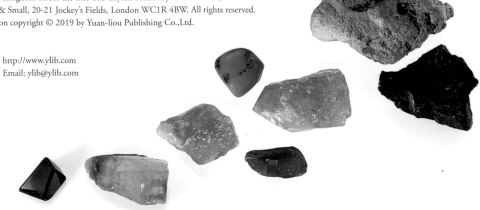